ENTZÜNDUNGSHEMMENDE ERNÄHRUNG

Der vollständige Leitfaden zur Verbesserung des Immunsystems, zur Reduzierung von Entzündungen und zum Abnehmen mit einfachen und gesunden Rezepten

von Susan Lombardi

ENTZÜNDUNGSHEMMENDE ERNÄHRUNG

Der vollständige Leitfaden zur Verbesserung des Immunsystems, zur Reduzierung von Entzündungen und zum Abnehmen mit einfachen und gesunden Rezepten

von Susan Lombardi

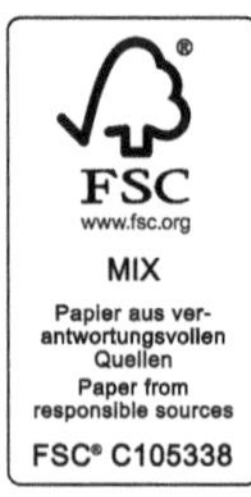

Bibliografische Information der Deutschen Nationalbibliothek:

Die Deutsche Nationalbibliothek verzeichnet diese Publikation in

der Deutschen Nationalbibliografie; detaillierte bibliografische

Daten sind im Internet über http://dnb.dnb.de abrufbar.

Herstellung und Verlag: BoD – Books on Demand, Norderstedt

ISBN: 978-3-7597-4386-2

Index

Einführung

Die entzündungshemmende Ernährung zielt darauf ab, den Körper von Giftstoffen und Chemikalien zu befreien, die in den meisten normalen Nahrungsmitteln enthalten sind, und ihn mit allem zu versorgen, was er zur Selbstheilung braucht. Die Verringerung von Entzündungen kann dazu beitragen, schwerwiegende Gesundheitsprobleme wie Herzkrankheiten und Autoimmunerkrankungen zu verhindern. Studien legen nahe, dass Entzündungen eine wichtige Rolle bei vielen chronischen Gesundheitsproblemen spielen, die mit zunehmendem Alter immer häufiger auftreten. Die entzündungshemmende Ernährung ist reich an natürlichen, vollwertigen und gesunden Lebensmitteln. Der vielleicht wichtigste Bestandteil einer entzündungshemmenden Ernährung ist Obst und Gemüse. Da pflanzliche Lebensmittel eine natürliche Quelle für lebenswichtige Vitamine und Mineralstoffe sind, können sie uns die benötigten Nährstoffe liefern, ohne dass wir übermäßig viele Kalorien zu uns nehmen. Am besten geeignet sind dunkle Gemüsesorten wie Grünkohl oder Spinat, die reich an Nährstoffen sind und Antioxidantien und Entzündungshemmer enthalten.

Als süße Leckerei können Sie eine Handvoll Beeren mit vielen Antioxidantien oder eine kaliumreiche Banane essen. Salate müssen nicht langweilig und trist aussehen, sondern können mit Karotten, Erbsen, Zwiebeln und mehr angereichert werden. Milchprodukte sind bei einer entzündungshemmenden Ernährung nicht verboten, aber Experten empfehlen, den Verzehr von Milchprodukten zu reduzieren, wenn Entzündungen bereits ein Problem darstellen, da sie viele gesättigte Fette enthalten, die das Risiko von Cholesterin- und Herzerkrankungen erhöhen können. Einige Käsesorten, wie z. B. Feta, sind besser geeignet als andere Schmelzkäsesorten und können den vollständigen Verzicht auf Milch vermeiden. Alternativen zu Butter, wie Olivenöl, können ebenfalls dazu beitragen, den Butterkonsum zu reduzieren.

Die entzündungshemmende Diät ist nicht nur eine kohlenhydratarme Diät, daher ist der Verzehr von Vollkornbrot, Vollkornnudeln, braunem Reis und anderen Getreidesorten erlaubt. Es ist wichtig, Lebensmittel aus Weißmehl und mit hohem Zuckergehalt zu vermeiden. Haferflocken und Quinoa sind zu bevorzugen. Diese Vollkornprodukte enthalten viele Ballaststoffe, die eine gesunde Verdauung fördern und Entzündungen im gesamten Körper verringern. Verwenden Sie sie für die Zubereitung von Salaten, Müslischalen und gesunden Beilagen. Meeresfrüchte sind eine wichtige Ergänzung für eine entzündungshemmende Ernährung. Wenn Sie keinen Lachs mögen, wählen Sie einen milderen Fisch wie Forelle, sogar Lachsforelle oder Saibling. Viele Fische haben einen hohen Gehalt an Omega-3-Fettsäuren, die zur Bekämpfung von Entzündungen und zur Vorbeugung von Herz-Kreislauf-Erkrankungen beitragen. Versuchen Sie, mindestens zweimal pro Woche Meeresfrüchte zu essen und ziehen Sie sie rotem Fleisch, insbesondere verarbeitetem Fleisch, vor.

Wir werden all diese Themen eingehend behandeln und versuchen, die Funktionen und Vorteile dieser Lebensmittel zu verstehen.

Kapitel 1: Entzündungen

Entzündungen sind ein wesentlicher Bestandteil der Reaktion des Immunsystems auf Verletzungen und Infektionen. Sie ist die Art und Weise, wie der Körper das Immunsystem aktiviert, um beschädigtes Gewebe zu heilen und wiederherzustellen und sich vor fremden Eindringlingen wie Viren und Bakterien zu schützen. Ohne Behandlung würden sich Wunden als physiologische Reaktion verschlimmern und Infektionen könnten lebensbedrohlich werden. Zu einem ernsten Problem kann es werden, wenn der Entzündungsprozess über einen zu langen Zeitraum hinweg anhält. Chronische Entzündungen werden mit bestimmten Krankheiten wie Herzkrankheiten oder Schlaganfällen in Verbindung gebracht und können auch zu Autoimmunkrankheiten wie rheumatoider Arthritis und Lupus führen. Eine gesunde Ernährung und ein gesunder Lebensstil tragen jedoch dazu bei, Entzündungen unter Kontrolle zu halten.

1.1 Was ist eine Entzündung?

Entzündungen sind die natürliche Reaktion des Körpers, um sich gegen Schäden zu schützen. Es gibt zwei Arten: akute und chronische. Die akute Form ist Ihnen wahrscheinlich am geläufigsten, wenn Sie sich ein Knie aufschlagen oder in den Finger schneiden. Das Immunsystem schickt ein Heer von weißen Blutkörperchen aus, die den Körper umschließen und schützen, was zu einer deutlichen Rötung und Schwellung führt. Bei einer Krankheit wie einer Grippe oder einer Lungenentzündung läuft der Prozess ähnlich ab. In diesen Fällen ist die Entzündung jedoch notwendig: ohne sie könnten Wunden eitern und einfache Infektionen sehr gefährlich werden und die Sicherheit des Patienten gefährden.

Chronische Entzündungen können aber auch als Reaktion auf andere ungesunde Stoffe im Körper auftreten, wie z. B. Giftstoffe aus dem Zigarettenrauch oder ein Übermaß an Fettzellen (insbesondere Bauchfett). Entzündungen in den Arterien tragen zur Entstehung von Atherosklerose bei, d. h. zur Bildung von fett- und cholesterinreichen Ablagerungen. Der Körper empfindet diese Plaque als fremdartig, so dass er versucht, mit dem Blut, das innerhalb der Plaque fließt, eine Wand zu bilden. Wenn diese Wand jedoch reißt, bricht der Plaque zusammen. Der Inhalt verbindet sich mit dem Blut und bildet ein Gerinnsel, das den Blutfluss blockiert. Diese Gerinnsel sind für die meisten Herzinfarkte und die meisten Schlaganfälle verantwortlich.

Mit einem einfachen Bluttest, dem so genannten hsCRP-Test, kann das C-reaktive Protein (CRP) gemessen werden, das ein Marker für Entzündungen in den Arterien ist. Harvard-Forscher entdeckten vor fast 20 Jahren, dass Männer mit höheren CRP-Werten (etwa 2 Milligramm pro Liter (mg/L) oder mehr) ein dreimal höheres Risiko für einen Herzinfarkt und ein halb so hohes Risiko für einen Schlaganfall haben als Männer mit geringer oder keiner chronischen Entzündung. Die Forscher fanden auch heraus, dass der größte Nutzen für Menschen mit dem höchsten Grad an arterieller Entzündung in der Einnahme von Aspirin lag, einem Medikament, das zur Vorbeugung von Blutgerinnseln beiträgt und auch Entzündungen dämpft.

Viele Ärzte empfehlen den hsCRP-Test jedoch nicht routinemäßig, weil sie der Meinung sind, dass die Ergebnisse keinen wesentlichen Einfluss auf die Erkrankung haben. Wenn Sie jung und gesund sind und ein geringes Risiko für eine Herzerkrankung haben, gibt es keinen Beweis dafür, dass die

Kenntnis Ihres CRP-Wertes hilfreich ist. Wenn Sie eine Herzerkrankung haben, sollten Sie bereits Medikamente wie cholesterinsenkende Statine einnehmen, die das Risiko von Herzinfarkten verringern. Statine scheinen, ähnlich wie Aspirin, bei Menschen mit Arterienentzündungen besonders gut zu wirken. Untersuchungen haben auch ergeben, dass Statine das Sterberisiko bei Menschen mit normalen Cholesterinwerten, aber CRP-Werten von 2 mg/l oder mehr verringern. Wenn Sie also im mittleren oder höheren Alter sind und Anzeichen für potenzielle Herzprobleme wie Bluthochdruck, hohe Cholesterinwerte oder eine familiäre Vorbelastung mit Herzkrankheiten haben, sollten Sie, wenn Sie wissen, dass Sie einen hohen CRP-Wert haben, proaktivere Maßnahmen zur Herzsicherheit ergreifen. Dazu gehören regelmäßiger Ausdauersport, Gewichtsabnahme (falls erforderlich) und die Aufgabe des Rauchens.

1.2 Arten von Entzündungen

Es gibt zwei Arten von Entzündungen:

- Akute Entzündung
- Chronische Entzündungen

Akute Entzündung

Eine akute Entzündung begleitet eine Knieverletzung, einen verstauchten Knöchel oder eine Halsentzündung. Sie ist eine kurzfristige Lösung mit lokaler Wirkung, d. h. sie wirkt genau an der Stelle, an der das Problem auftritt. Nach Angaben der National Library of Medicine sind die verräterischen Anzeichen einer akuten Entzündung Rötung, Schwellung, Hitze und manchmal auch Schmerzen und Funktionsverluste. Bei einer akuten Entzündung erweitern sich die Blutgefäße, die Durchblutung nimmt zu und weiße Blutkörperchen umgeben den verletzten Bereich, um die Heilung zu erleichtern, so Dr. Scott Walker, Arzt am Gunnison Valley Hospital in Utah. Diese Reaktion führt dazu, dass sich die verletzte Stelle rötet und anschwillt. Während des Prozesses der akuten Entzündung setzt das geschädigte Gewebe chemische Stoffe frei, die als Zytokine bezeichnet werden. Zytokine dienen als "Notfallsignale", die Immunzellen, Hormone und Nährstoffe in den Körper transportieren, um das Problem zu beheben, erklärte Dr. Walker.

Darüber hinaus produzieren hormonähnliche Substanzen, die so genannten Prostaglandine, Blutgerinnsel, um das geschädigte Gewebe zu regenerieren, und als Teil des Heilungsprozesses verursachen sie auch Schmerzen und Fieber. Akute Entzündungen klingen langsam ab, wenn der Körper heilt.

Chronische Entzündungen

Wie akute Entzündungen können auch chronische Entzündungen langfristige und ganzkörperliche Folgen haben. Chronische Entzündungen werden auch als niedriggradige chronische Entzündungen bezeichnet, weil sie eine konstante, niedriggradige Entzündung im ganzen Körper verursachen, die durch einen geringen Anstieg der Marker des Immunsystems im Blut oder Gewebe gemessen wird. Diese Form der systemischen Entzündung kann laut einer Analyse der Johns Hopkins Health Review zur Entstehung von Krankheiten beitragen.

Niedrige Entzündungswerte können durch eine wahrgenommene innere Bedrohung verursacht werden, auch wenn keine Krankheit bekämpft oder eine Verletzung behandelt werden muss, und manchmal signalisiert dies dem Immunsystem eine Reaktion. Aus diesem Grund können die weißen Blutkörperchen beginnen, innere Organe oder gesunde Zellen anzugreifen, so Walker. Wissenschaftler versuchen, die Auswirkungen chronischer Entzündungen auf den Körper und die beteiligten Prozesse zu verstehen, aber ihre Rolle bei der Entstehung vieler Krankheiten ist bekannt.

So werden beispielsweise Herzkrankheiten und Schlaganfälle mit chronischen Entzündungen in Verbindung gebracht. Eine Theorie besagt, dass Entzündungszellen, die zu lange in den Blutgefäßen verbleiben, die Plaquebildung fördern. Der AHA zufolge betrachtet der Körper Plaque als einen Fremdkörper, der nicht zu ihm gehört, und versucht daher, die Plaque vom Blut, das in den Arterien fließt, zu trennen. Wenn die Plaque instabil ist und sich auflöst, bildet sie ein Gerinnsel, das den Blutfluss zu Herz und Gehirn blockiert und einen Herzinfarkt oder Schlaganfall verursacht. Krebs ist eine weitere Krankheit, die mit chronischen Entzündungen zusammenhängt. Nach Angaben des National Cancer Institute kann eine chronische Entzündung mit der Zeit DNA-Schäden verursachen und zu einigen Krebsarten beitragen.

Eine geringgradige chronische Entzündung zeigt oft keine Anzeichen, aber Ärzte prüfen das C-reaktive Protein (CRP), einen Indikator für Entzündungen im Blut. Erhöhte CRP-Werte werden mit einem erhöhten Risiko für Herzkrankheiten in Verbindung gebracht. Nach Angaben der Mayo Clinic können CRP-Werte auch auf eine chronisch entzündliche Krankheit oder einen Zustand wie rheumatoide Arthritis oder Lupus hinweisen.

Neben Hinweisen im Blut können auch Ernährung, Lebensgewohnheiten und Umwelteinflüsse zu chronischen Entzündungen führen. Um die Entzündung unter Kontrolle zu halten, ist es notwendig, einen gesunden Lebensstil zu pflegen.

1.3 Die Pathophysiologie der Entzündung

In der Anfangsphase der Entzündung können drei Unterphasen unterschieden werden: akut, subakut und chronisch (oder proliferativ). Die akute Phase dauert in der Regel 1-3 Tage und ist durch fünf klassische Anzeichen gekennzeichnet: Hitze, Rötung, Schwellung, Schmerz und Funktionsverlust. Die subakute Phase kann von 3-4 Tagen bis zu etwa einem Monat dauern und entspricht einer notwendigen Vorreinigungsphase. Wenn die subakute Phase nicht innerhalb eines Monats abklingt, wird die Entzündung als chronisch bezeichnet und kann mehrere Monate andauern. Das Gewebe kann degenerieren und die chronische Entzündung kann zu Rissen und Brüchen führen. In der subakuten Phase geschieht dies nicht, da das Gewebe in der so genannten Remodellierungsphase genäht und ersetzt werden kann.

Aus mechanischer Sicht erfolgt die unmittelbare Reaktion auf eine Gewebeschädigung in der Mikrozirkulation am Ort der Verletzung. Zunächst sind die Arteriolen vorübergehend verengt; chemische Mediatoren, die an der Verletzungsstelle freigesetzt werden, entspannen jedoch innerhalb von Minuten die glatte Muskulatur der Arteriolen, was zu einer Vasodilatation und einer erhöhten Kapillardurchlässigkeit führt. Aus den Kapillaren entweicht dann eiweißreiche Flüssigkeit in den interstitiellen Raum. Diese Flüssigkeit enthält viele der Plasmakomponenten, die die Entzündungsreaktion vermitteln, darunter Albumin, Fibrinogen, Kinine, Komplemente und Immunglobuline.

Der subakute Zyklus ist durch die Verlagerung phagozytischer Zellen zum Ort der Verletzung gekennzeichnet. Als Reaktion auf die Adhäsion werden Moleküle, die von aktivierten Endothelzellen, Leukozyten, Thrombozyten und Erythrozyten in den beschädigten Gefäßen freigesetzt werden, klebrig und binden sich an die Oberfläche der Endothelzellen. Die ersten Zellen, die in die beschädigte Stelle eindringen, wie z. B. Neutrophile, sind polymorphkernige Leukozyten. Basophile und Eosinophile sind häufiger bei allergischen oder parasitären Reaktionen anzutreffen. Wenn die Entzündung fortschreitet, überwiegen Makrophagen, die selektiv geschädigte Zellen oder Gewebe angreifen. Wenn die Ursache der Verletzung beseitigt ist, folgt in der subakuten Phase der Entzündung eine Phase der Gewebereparatur. Die Fibrinolyse beseitigt Blutgerinnsel, und Fibroblasten, Kollagen oder Endothelzellen reparieren oder ersetzen geschwächtes Gewebe. Das in der Reparaturphase neu gebildete Kollagen (hauptsächlich Typ III) wird allmählich durch Kollagen vom Typ I ersetzt, um sich während des Umbauprozesses an das ursprüngliche Gewebe anzupassen.

Wenn die Entzündung jedoch chronisch ist, kann sich das Gewebe und/oder die Fibrose weiter verschlechtern.

1.4 Chemische Mediatoren der Entzündung

Biochemische Mediatoren, die während einer Entzündung freigesetzt werden, verstärken und verbreiten die Entzündungsreaktion (siehe Wirkungen von Entzündungsmediatoren). Diese Mediatoren sind lösliche und diffusionsfähige Moleküle und können lokal und systemisch wirken. Zu den aus dem Plasma stammenden Mediatoren gehören komplementäre und regulierte Peptide und Kinine. Die über den klassischen oder alternativen Weg der Komplementkaskade freigesetzten komplementären Peptide (C3a, C3b und C5a) erhöhen die Gefäßpermeabilität, bewirken eine Kontraktion der glatten Muskulatur, stimulieren Leukozyten und induzieren die Degranulation von Mastzellen. C5a ist ein wichtiger chemischer Bestandteil für Neutrophile und mononukleare Phagozyten. Chinine sind ebenfalls wichtige Entzündungsstoffe. Bradykinin ist das aktivste Kinin, das die Gefäßpermeabilität und die Gefäßerweiterung erhöht und vor allem die Freisetzung von Arachidonsäure (AA) durch Phospholipase A2 (PLA2) fördert. Bradykinin ist auch ein wichtiger Mediator, der an der Schmerzreaktion beteiligt ist. Andere Mediatoren stammen aus geschädigtem Gewebe oder Leukozyten, die zum Ort der Entzündung rekrutiert werden. Die vasoaktiven Amine Serotonin und Histamin erzeugen Mastzellen, Blutplättchen und Basophilie. Histamin induziert eine arterioläre Dilatation, eine erhöhte Kapillardurchlässigkeit, eine Kontraktion der nichtvaskulären glatten Muskulatur und eine eosinophile Chemotaxis und kann Nozizeptoren in der Schmerzreaktion induzieren. Die Freisetzung wird durch C3a- und C5a-Komplemente und lysosomale Proteine verursacht, die von Neutrophilen freigesetzt werden. Die Histaminaktivität wird durch die Aktivierung eines von vier spezifischen Histaminrezeptoren (H1, H2, H3 oder H4) in den Zielzellen gesteuert. Die meisten der durch Histamin ausgelösten vaskulären Wirkungen werden durch H1-Rezeptoren vermittelt. H2-Rezeptoren vermitteln einige vaskuläre Wirkungen, sind aber wichtiger für ihre Rolle bei der histamininduzierten Magensekretion. Die Funktion der H3-Rezeptoren, die sich möglicherweise im zentralen Nervensystem befinden, ist weniger gut bekannt. H4-Rezeptoren befinden sich auf blutbildenden Zellen, und H4-Antagonisten sind vielversprechende Kandidaten für die Behandlung von Entzündungszuständen, an denen Mastzellen und Eosinophile beteiligt sind (allergische Zustände). Serotonin (5-Hydroxytryptamin) ist ein vasoaktiver Mediator, der mit Histamin assoziiert ist und im GI- und ZNS-Trakt von Mastzellen und Blutplättchen vorkommt. Serotonin erhöht auch die Gefäßpermeabilität, erweitert die Kapillaren und bewirkt eine Kontraktion der glatten Muskulatur, die nicht vaskulär ist. Bei einigen Tierarten, darunter Nagetiere und Hauswiederkäuer, kann Serotonin das wichtigste vasoaktive Amin sein.

Zytokine, darunter IL 1-10, Tumornekrosefaktor α (TNF-α) und Interferon γ (INF-α), werden hauptsächlich von Makrophagen und Lymphozyten gebildet, können aber auch von anderen Zelltypen synthetisiert werden. Im Zusammenhang mit Entzündungen ist ihre Funktion komplex. Diese Polypeptide modulieren die Wirkung anderer Zellen und tragen dazu bei, die Entzündungsreaktion zu organisieren und zu kontrollieren. Zwei der wirksamsten Zytokine, Interleukin-1 (IL-1) und TNF-α, mobilisieren und aktivieren Leukozyten, steigern die Proliferation von B- und T-Lymphozyten sowie die Zytotoxizität natürlicher Killerzellen und sind an der biologischen Reaktion auf Endotoxine beteiligt. IL-1, IL-6 und TNF-α vermitteln die Akute-Phase-Reaktion und die Pyrexie, die eine Infektion begleiten und systemische klinische Symptome wie Schläfrigkeit und Anorexie verursachen können. Im Rahmen der Akutphasenreaktion ermöglichen Interleukine der Leber die Synthese von Akutphasenproteinen, einschließlich Komplementkomponenten, Proteaseinhibitoren und metallbindenden Proteinen. Zytokine werden auch benötigt, um PLA2 durch Erhöhung der intrazellulären Ca2+-Konzentrationen in Leukozyten zu induzieren. Koloniestimulierende Faktoren sind Zytokine, die die Kolonieexpansion von Neutrophilen, Eosinophilen und Makrophagen durch das Knochenmark fördern. Die Zytokine IL-1, IL-6 und TNF-α tragen zur Aktivierung von Fibroblasten und Osteoblasten bei chronischen Entzündungen und zur Ausscheidung von Enzymen wie Kollagenase und Stromelysin bei, die die Knorpel- und Knochenresorption aktivieren können. Experimentelle Belege bestätigen auch, dass Zytokine Synovialzellen und Chondrozyten dazu anregen, Schmerzmediatoren auszulösen.

Bei der Entzündungsreaktion spielen von Lipiden abgeleitete Autakoide eine Schlüsselrolle und stehen im Mittelpunkt der Forschung nach neuen entzündungshemmenden Medikamenten. Zu diesen Verbindungen gehören Eicosanoide wie Prostaglandine, Prostacyclin, Leukotriene und Thromboxan A sowie modifizierte Phospholipide wie der Plättchen-aktivierende Faktor (PAF). Eicosanoide werden von vielen Zellen, darunter aktivierte Leukozyten, Mastzellen und Blutplättchen, aus mehrfach ungesättigten Fettsäuren mit zwanzig Kohlenstoffatomen synthetisiert und sind daher weit verbreitet. Hormone und andere Entzündungsmediatoren (TNF-α, Bradykinin) stimulieren die Produktion von Eicosanoiden durch direkte Aktivierung von PLA2 oder indirekt durch Erhöhung der intrazellulären Ca2+-Konzentration, die wiederum das Enzym aktiviert. Auch eine Schädigung der Zellmembran kann zu einem Anstieg des intrazellulären Ca2+ führen. Aktiviertes PLA2 hydrolysiert sofort AA, das schnell über einen von zwei enzymatischen Wegen verstoffwechselt wird: den

Cyclooxygenase (COX)-Weg, der zur Bildung von Prostaglandinen und Thromboxanen beiträgt, oder den 5-Lipoxygenase (5-LOX)-Weg, der Leukotriene produziert.

Die Cyclooxygenase katalysiert die Oxygenierung von AA zur Bildung des eng verwandten zyklischen Endoperoxids PGG2, das in PGH2 umgewandelt wird. PGG2 und PGH2 sind beide von Natur aus instabil und lassen sich leicht in die einzelnen Prostaglandine Prostacyclin (PGI1) und Thromboxan A2 (TXA2) umwandeln. PGE1, PGE2 und PGI1 sind arterioläre Dilatatoren, die in den meisten Arten von Gefäßbetten aktiv sind und die Wirksamkeit anderer Mediatoren verstärken, indem sie die Permeabilität der kleinen Venen erhöhen. Andere Prostaglandine, darunter Thromboxan und PGF2α, bewirken eine Kontraktion der glatten Muskulatur und eine Vasokonstriktion. Prostaglandine sensibilisieren Nozizeptoren für Schmerzmediatoren wie Bradykinin und Histamin und können hohe Konzentrationen sensorischer Nervenendigungen direkt stimulieren. TXA2 ist ein starker Thrombozytenaggregator, der an der Bildung von Thromben beteiligt ist. 5-LOX katalysiert die Bildung von toxischen AA-Hydroxyperoxiden, die hauptsächlich in Blutplättchen, Leukozyten und der Lunge vorkommen. Diese Hydroxyperoxide werden dann in Peptid-Leukotriene umgewandelt. Leukotrien B4 (LTB4) und 5-Hydroxyheicosatetranoat (5-HETE) sind starke Chemoattraktoren, die die Bewegung von polymorphkernigen Leukozyten fördern. LTB4 fördert auch die Entwicklung von Zytokinen in Neutrophilen, Monozyten und Eosinophilen und erhöht die Expression des C3b-Rezeptors. Viele Leukotriene induzieren die Freisetzung von Histamin und vielen Autacoiden aus Mastzellen und fördern die Bronchialverengung und Schleimsekretion. Bei einigen Arten sind C4- und D4-Leukotriene stärker an der Kontraktion der glatten Bronchialmuskulatur beteiligt als Histamin.

Der plättchenaktivierende Faktor (PAF) wird ebenfalls durch die Aktivität von PLA2 in den Phospholipiden der Zellmembran gebildet. PAF wird von Mastzellen, Thrombozyten, Neutrophilen und Eosinophilen synthetisiert, induziert die Thrombozytenaggregation und stimuliert die Thrombozyten zur Bildung vasoaktiver Amine und zur Synthese von Thromboxan.

PAF erhöht auch die Durchlässigkeit der Gefäße und bewirkt die Aggregation und Degranulation von Neutrophilen.

Die Funktion des freien Radikals Stickstoffmonoxid bei Entzündungen ist allgemein bekannt. NO ist ein effizienter Übermittler zellulärer Signale in einem breiten Spektrum physiologischer und pathophysiologischer Prozesse. Geringe Mengen von NO sind an der Aufrechterhaltung des Ruhegefäßtonus, der Vasodilatation und der Antiaggregation von Blutplättchen beteiligt. Die Reaktion auf bestimmte Zytokine (TNF-α, IL-1) und andere Entzündungsmediatoren fördert die Produktion relativ großer Mengen von NO. In größeren Mengen ist NO ein starker Vasodilatator, verursacht makrophageninduzierte Zytotoxizität und kann bei bestimmten Arten von Arthritis zu Gelenkschäden beitragen.

1.5 Symptome von Entzündungen

Die entzündlichen Auswirkungen sind unterschiedlich, je nachdem, ob es sich um eine chronische oder akute Reaktion handelt.

Das Akronym PRISH beschreibt die Symptome einer akuten Entzündung. Dazu gehören Schmerzen: Der entzündete Bereich ist wahrscheinlich schmerzhaft, vor allem bei und nach Berührungen. Die Substanzen setzen Chemikalien frei, die die Nervenenden aktivieren und den Bereich empfänglicher machen.

<u>Rötung</u>: Dies ist darauf zurückzuführen, dass die darunter liegenden Kapillaren überdurchschnittlich stark mit Blut gefüllt sind.

<u>Unbeweglichkeit</u>: Der entzündete Bereich kann einen Funktionsverlust verursachen.

<u>Blähungen</u>: Verursachen eine Ansammlung von Flüssigkeit.

<u>Wärme</u>: Es fließt mehr Blut in den betroffenen Bereich, was zu einem Wärmegefühl führt.

Die fünf akuten Entzündungszeichen gelten nur für Entzündungen der Haut. Wenn die Entzündung tief im Körper, z. B. in einem inneren Organ, auftritt, sind möglicherweise nur einige der Symptome sichtbar. Zum Beispiel haben einige innere Organe keine sensorischen Nervenenden in ihrer Nähe, so dass keine Schmerzen zu spüren sind, wie bei einigen Arten von Lungenentzündungen.

Chronische Entzündungszeichen haben eine gemeinsame Form. Dazu können gehören:

- Übelkeit
- Wundestellen im Mund
- Magenschmerzen
- Hautausschläge
- Gelenkschmerzen

1.6 Ursachen von Entzündungen

Eine Entzündung ist eine Reihe von körperlichen Reaktionen, die vom Immunsystem als Reaktion auf eine Infektion oder körperliche Verletzung hervorgerufen werden. Eine Entzündung bedeutet nicht, dass eine Infektion vorliegt, aber eine Infektion kann eine Entzündung verursachen. Vor und während einer akuten Entzündung laufen drei wichtige Prozesse ab: die kleinen

Verästelungen der Arterien weiten sich, wenn das Blut in den betroffenen Bereich transportiert wird, was zu einem erhöhten Blutfluss führt. Die Kapillaren sind sicherer für das Eindringen von Flüssigkeiten und Proteinen, die dann zwischen den Zellen und dem Blut wandern können. Neutrophile werden in den Körper ausgeschüttet. Neutrophile sind eine Art von WBK, die mit winzigen Säckchen gefüllt sind, die Verdauungsenzyme und Mikroorganismen enthalten.

Kapitel 2: Chronische Entzündungen, entzündliche Krankheiten und ihre sozialen und wirtschaftlichen Folgen

Entzündungen sind eine wichtige Reaktion auf mögliche Gefahrensignale und Schäden an den Organen des Körpers. Bei Erkrankungen wie rheumatoider Arthritis, Lupus, Colitis ulcerosa, Morbus Crohn und anderen richtet sich das Immunsystem gegen die Gewebe des Körpers. Diese schmerzhaften und in einigen Fällen auch langsam behindernden Erkrankungen können die Lebensqualität beeinträchtigen und stellen eine soziale und wirtschaftliche Belastung dar.

Im Körper spielt der Entzündungsprozess eine wichtige Rolle bei der Vorbeugung und Heilung von Verletzungen. Wie wir gesehen haben, sprechen wir von akuter und chronischer Entzündung, die gemeinhin als Entzündungskaskade oder einfach als Entzündung bezeichnet wird. Die unmittelbare Reaktion des Körpers auf eine Verletzung oder einen Angriff durch ein physisches Trauma, eine Krankheit, Stress oder alle drei Kombinationen ist eine akute Entzündung, die Teil der

Immunantwort ist. Eine akute Entzündung hilft, weitere Schäden zu verhindern, und fördert den Heilungs- und Regenerationsprozess. Sie kann jedoch zu einer chronischen oder langfristigen Entzündung führen, wenn sich die Entzündung selbst aufrechterhält. Dabei handelt es sich um eine chronische Entzündung, die über die eigentliche Verletzung hinaus andauert, manchmal über Monate oder sogar Jahre. Sie kann selbst zu einem Problem werden und erfordert ein medizinisches Eingreifen, um größere, durch die Entzündung verursachte Schäden zu bewältigen oder zu vermeiden. Chronische Entzündungen können jeden einzelnen Teil des Körpers betreffen. Außerdem kann eine Entzündung eine sekundäre Folge vieler Krankheiten sein. So zum Beispiel bei Arteriosklerose oder Arterienverkalkung, wo eine chronische Entzündung der Blutgefäßwände zu Plaqueablagerungen in den Arterien, Verstopfung der Arterien oder Gefäße und Herzerkrankungen führen kann. Chronische Entzündungen spielen auch eine wichtige Rolle bei vielen Krankheiten und Zuständen: chronische Schmerzen, verminderte Schlafqualität, Fettleibigkeit, körperliche

Behinderungen und eine Verschlechterung der allgemeinen Lebensqualität der Patienten.

2.1. Soziale und wirtschaftliche Belastungen durch chronische Entzündungen

Eine chronische Entzündung kann auch als Stimulator für verschiedene Karzinome wirken. Anhaltende Entzündungen werden mit DNA-Schäden in Verbindung gebracht, die ihrerseits zu Krebs führen können. So haben beispielsweise Menschen mit chronisch entzündlichen Darmerkrankungen wie Morbus Crohn (CD) und Colitis ulcerosa (UC) ein erhöhtes Risiko für Darmkrebs. Es gibt Hinweise darauf, dass in den letzten drei Jahrzehnten die Zahl der Menschen, die an chronischen Krankheiten wie Herz-Kreislauf-Erkrankungen, Diabetes, Atemwegserkrankungen, Autoimmunerkrankungen und Krebs leiden, dramatisch gestiegen ist. Die wachsende Zahl dieser Krankheiten lässt vermuten, dass chronische Entzündungen, die durch übermäßiges und unangemessenes Entzündungsverhalten verursacht werden, das wiederum zu einer chronischen Entzündungsaktivierung im Körper führt, zur Pathologie dieser

Krankheiten beitragen können. Andere Hinweise deuten darauf hin, dass eine wirksame Behandlung chronischer Entzündungen (d. h. eine Verringerung der Entzündung) das Risiko von Herz-Kreislauf-Erkrankungen verringern kann.

Obwohl es schwierig ist, die tatsächlichen wirtschaftlichen Auswirkungen chronischer Entzündungen zu messen, da sie sich auf fast alle Bereiche chronischer Krankheiten erstrecken, ist es möglich, einige häufige Krankheiten zu untersuchen, die durch chronische Entzündungen verursacht werden. So werden beispielsweise die direkten Gesundheitskosten, die durch CED-Patienten in Europa entstehen, auf 4,6-5,6 Milliarden Euro pro Jahr geschätzt.

Gesundheitliche Ungleichheiten bei chronischen Entzündungskrankheiten sind weit verbreitet. Schwarze Amerikaner haben beispielsweise ein drei- bis viermal höheres Risiko für Morbidität und Mortalität im Zusammenhang mit chronischen Nierenerkrankungen als weiße Amerikaner.

Die Kosten der chronisch obstruktiven Lungenerkrankung (COPD) in den Vereinigten Staaten wurden im Jahr 2010 auf etwa 50 Milliarden Dollar geschätzt, davon 30 Milliarden Dollar an direkten Gesundheitskosten und 20 Milliarden Dollar an indirekten Kosten. Die kombinierten direkten und indirekten Kosten der wirtschaftlichen Belastung durch COPD im Vereinigten Königreich wurden auf 982 Millionen Pfund geschätzt. In Europa werden die jährlichen Kosten der COPD-Behandlung auf 38,6 Mrd. EUR geschätzt.

Chronische Krankheiten können depressive Symptome und sogar depressive Störungen verschlimmern und zu chronischen Erkrankungen führen.

2.2. Rheumatoide Arthritis

Rheumatoide Arthritis ist eine chronische Entzündungskrankheit (die den ganzen Körper betreffen kann), die in der Regel die kleinen Gelenke in Händen und Füßen betrifft. Rheumatoide Arthritis ist eine Entzündungskrankheit, bei der das Immunsystem eines Menschen das Gelenkgewebe und wahrscheinlich auch andere Teile/Organe des Körpers aus bis heute ungeklärten Gründen angreift. Mit dem Fortschreiten der Krankheit können sich die Symptome auf Handgelenke, Knie, Knöchel, Ellenbogen, Hüften und Schultern ausweiten. Infolgedessen verursacht die RA Beschwerden, Entzündungen und schließlich Schäden und Verformungen an den Gelenken. Arthritis kann zu Unwohlsein, Müdigkeit und Fieber führen; außerdem sind die Gelenke symmetrisch betroffen, und die Schmerzen treten auf beiden Seiten des Körpers auf. Arthritis unterscheidet sich deutlich von Osteoarthritis (OA), einer degenerativen Gelenkerkrankung, die lediglich die Gelenkfunktion einschränkt. Dennoch sind in den USA etwa 294 000 Kinder unter 18 Jahren von pädiatrischer Arthritis und rheumatologischen Erkrankungen betroffen. Das häufigste Erkrankungsalter liegt bei Frauen zwischen 30 und 60 Jahren, während es bei Männern später auftritt. Die Kosten pro Patient in den USA für nicht versicherte Patienten mit rheumatoider Arthritis wurden auf 5.758 $ geschätzt, was sich auf jährliche Gesamtausgaben von 560 Millionen $ beläuft. Im Vereinigten Königreich stellte das National Audit Office (NAO) fest, dass rheumatoide Arthritis den National Health Service (NHS) im Jahr

2009 rund 560 Millionen Pfund pro Jahr kostete. In Italien wurden die jährlichen Kosten für das Jahr 2020 auf 3,5 bis 4 Mrd. EUR pro Jahr geschätzt.

Studien zeigen, dass eine verstärkte frühzeitige Behandlung von RA-Patienten erhebliche Produktivitätsvorteile bringen würde, mit einem wirtschaftlichen Gewinn von 31 Millionen Pfund aufgrund geringerer Krankheitsausfälle und Arbeitsplatzverluste. Nach Angaben des britischen NAO werden 10 Prozent der RA-Patienten innerhalb von drei Monaten nach Auftreten der Symptome behandelt; eine wirtschaftliche Analyse deutet darauf hin, dass eine Erhöhung auf 20 Prozent zu einem Kostenanstieg führen könnte, aber eine frühere Behandlung könnte nach fast neun Jahren kostenneutral werden.

2.3. Psoriatische Arthritis

Die Psoriasis-Arthritis ist eine entzündliche, manchmal schwerwiegende, chronische Autoimmunerkrankung. Fast 30 % der Patienten mit chronischer Hautpsoriasis entwickeln auch eine Psoriasis-Arthritis. Bei Patienten mit AP-Entzündungen kommt es auch zu schmerzhaften Schwellungen in den Gelenken der

Hände und Handgelenke. Viele Patienten leiden aufgrund der AP auch unter körperlichen Behinderungen, vermindertem emotionalen Wohlbefinden und allgemeiner Müdigkeit. Dies wiederum führt zu direkten medizinischen Kosten durch die Inanspruchnahme medizinischer Leistungen. Die sich daraus ergebenden Funktionseinschränkungen führen zu indirekten Kosten, wie Arbeitsunfähigkeit und Produktivitätsverlust, und sind ein wesentlicher Faktor bei den Gesamtkosten der Versorgung. In den Vereinigten Staaten werden die jährlichen direkten Gesundheitskosten für PA auf 1,9 Milliarden Dollar geschätzt, basierend auf durchschnittlichen Kosten pro Patient von 3.638,36 Dollar. Eine europäische Analyse ergab für Ungarn direkte Gesamtkosten von 4.008 $.

2.4. Entzündliche Darmerkrankungen (IBD), Colitis ulcerosa (CU) und Morbus Crohn (MC)

Entzündliche Darmerkrankungen (IBD) bezeichnen Störungen der chronischen oder anhaltenden Immunreaktion und Entzündung des Magen-Darm-Trakts. Colitis ulcerosa (CU) und

Morbus Crohn (MC) sind die beiden häufigsten entzündlichen Darmerkrankungen.

CU befällt hauptsächlich den Dickdarm, während CD jeden Teil des Magen-Darm-Trakts betreffen kann. Zu den Symptomen der CU gehören häufig blut- und schleimhaltiger Durchfall, starke krampfartige Bauchschmerzen, Anämie, Appetitlosigkeit, Gewichtsverlust, Müdigkeit, starker Drang nach Stuhlgang und Tenesmus (Gefühl der unvollständigen Entleerung). Mittelschwere bis schwere CU-Patienten berichteten über negative Auswirkungen auf Ausbildung, Arbeit, soziales/persönliches Leben, Beziehungen und Depressionen. Umfragen haben die Angst und den Stress deutlich gemacht, über die Menschen mit CU wegen ihrer Krankheit klagen. Mehr als 70 Prozent der Menschen mit CU gaben an, dass ihre Symptome ihre Fähigkeit, Freizeitaktivitäten zu genießen, beeinträchtigen, und fast zwei Drittel berichten, dass CU-Symptome ihre Arbeitsleistung beeinträchtigen. Etwa 1,6 Millionen Amerikaner sind von CED betroffen, ein Anstieg um etwa 200.000 seit der letzten Erfassung dieser Statistik durch die Crohn's and Colitis Foundation of America im Jahr 2011.

In den USA werden jedes Jahr bis zu 70.000 neue Fälle von CED diagnostiziert. In den USA gibt es möglicherweise bis zu 80 000 Kinder mit CED. Im Jahr 2012 lebten fast 233.000 Kanadier mit CED (129.000 Menschen mit CD und 104.000 Menschen mit CU). In Europa leiden etwa 2,5 bis 3 Millionen Menschen an IBD. In Asien nimmt die Häufigkeit von CED zu. Vor dreißig Jahren lag die Zahl der Menschen mit CED in Hongkong bei weniger als 1 von 1 Million. Heute wird bei etwa 3 von 100.000 Menschen in Hongkong eine neue IBD diagnostiziert.

2.5. Chronisch obstruktive Lungenerkrankung (COPD)

Die chronisch obstruktive Lungenerkrankung (COPD) entwickelt sich als chronische Krankheit.

Die Hälfte der COPD-Patienten ist aufgrund von Gesundheitsproblemen in ihrer Bewegung eingeschränkt, verglichen mit 17 % der Patienten ohne COPD. Viele Menschen mit COPD (38 %) geben an, Schwierigkeiten beim Gehen oder Treppensteigen zu haben, im Vergleich zu Menschen ohne COPD (11 %). Viele Menschen mit COPD (22 %) berichten, dass sie aufgrund von Gesundheitsproblemen spezielle Geräte benutzen müssen, im Vergleich zu 7 % der Erwachsenen ohne COPD. COPD ist die dritthäufigste Todesursache in den Vereinigten Staaten. Im Vereinigten Königreich leiden schätzungsweise 3 Millionen Menschen an COPD. Jährlich sterben etwa 30.000 Menschen an dieser Krankheit, mehr als an Brust-, Darm- oder Harnwegskrebs. In Frankreich leiden 3,5 Millionen Menschen an COPD (6 % der Erwachsenen), und jedes Jahr sterben 16 000 Menschen daran.

2.6. Behandlung von chronischen Entzündungen

Obwohl die akute Entzündung Teil des natürlichen Schutzsystems des Körpers gegen Verletzungen und Krankheiten ist, wird die chronische Entzündung selbst als Krankheit betrachtet. Da chronische Entzündungen bestimmte Bereiche des Körpers betreffen und mit einem bestimmten Krankheitsprozess verbunden sein können, gibt es sehr unterschiedliche therapeutische Ansätze. Jahrzehntelang haben sich Ärzte auf Steroide verlassen, um die Immunreaktion zu unterdrücken. Steroide sind zwar eine wirksame Wahl, haben aber häufige

Nebenwirkungen wie Gewichtszunahme und potenziell schädliche Nebenwirkungen wie Herzvergrößerung und Leberkrebs. Im Zuge des wissenschaftlichen Fortschritts wurden neue Therapieklassen entwickelt, die die Behandlung von Entzündungskrankheiten verändern, indem sie auf andere wichtige Proteine und Signalwege im Körper abzielen. Patienten mit chronischen Entzündungen und Entzündungskrankheiten haben heute neue therapeutische Möglichkeiten mit gezielteren Wirkstoffen, die über immunsuppressive Breitspektrumtherapien hinausgehen.

Die Fähigkeit der Wissenschaftler, die grundlegende Biologie der Krankheit besser zu verstehen und Patientengruppen zu identifizieren, kann durch Präzisionsmedizin zu neuen und innovativen Medikamenten führen, die besser auf bestimmte Behandlungen ansprechen.

Kapitel 3: Arthritis ist eine Entzündungskrankheit

Entzündliche Arthritis bezeichnet eine Gruppe von Krankheiten, die das Immunsystem beeinträchtigen. Das bedeutet, dass das körpereigene Abwehrsystem anfängt, körpereigenes Gewebe anstelle von Keimen, Viren und anderen Fremdstoffen anzugreifen, die Schmerzen, Steifheit und Gelenkschäden verursachen können. Diese Krankheiten werden auch als Autoimmunerkrankungen bezeichnet. Bei der entzündlichen Arthritis gibt es drei häufigste Formen: rheumatoide Arthritis, Spondylitis ankylosans und Psoriasis-Arthritis. Diese Krankheiten werden auch als systemische Krankheiten bezeichnet, da sie den gesamten Organismus betreffen können. Sie können in jedem Lebensalter auftreten.

Es gibt immer noch keine Heilung für diese Krankheiten, aber die Aussichten für Menschen mit entzündlicher Arthritis sind viel besser als vor 20-30 Jahren. Eine wirksame Behandlung setzt viel früher ein, und es stehen neue Medikamente zur Verfügung, was weniger Gelenkschäden, weniger Operationen und weniger Komplikationen bedeutet.

Eine entzündliche Arthritis ist nicht dasselbe wie eine Arthrose, bei der sich der Knorpel im Gelenk abnutzt. Der Wegweiser für entzündliche Arthritis ist ein Wegweiser zu verfügbaren Informationen, die Ihnen jederzeit helfen können, von den ersten Symptomen bis hin zur fachärztlichen Versorgung im Falle eines Fortschreitens der Krankheit. Der Wegweiser führt Sie durch jeden Prozess zu den entsprechenden Organisationen und Informationsquellen.

Stadien des arthritischen Verlaufs

Schritt 1 - Erkennen von Symptomen vor dem Aufsuchen von medizinischer Hilfe

In Phase 1 haben Sie vielleicht Gelenk- und/oder Rückenschmerzen, aber Ihr Hausarzt hat Ihre Symptome noch nicht untersucht. Vielleicht haben Sie Plakate gesehen, die vor einer der drei schwerwiegendsten Arten von entzündlicher

Arthritis warnen: rheumatoide Arthritis, Spondylitis ankylosans und Psoriasis-Arthritis.

Der Squeeze-Test ist die gebräuchlichste Messung bei rheumatoider Arthritis und Psoriasis-Arthritis. Dabei wird die Hand oder der Fuß des Patienten durch die Knöchelgelenke gedrückt. Wenn diese Untersuchung übermäßig schmerzhaft ist, gibt es möglicherweise Anzeichen für diese Krankheiten.

- Test A bietet einen MCP-Test (metacarpophalangeal).
- Test B zeigt einen MTP-Test (metatarsophalangeal).

Wenn Sie Anzeichen bemerken, die auf eine entzündliche Arthritis hindeuten, sollten Sie nicht zögern und so bald wie möglich Ihren Hausarzt aufsuchen.

Phase 2 - Erster Besuch beim Arzt

In Phase 2 werden Sie Ihren Arzt zum ersten Mal aufsuchen. Er oder sie wird Ihnen wahrscheinlich eine ganze Reihe von Fragen zu Ihren Symptomen stellen, um sich einen möglichst allgemeinen Überblick über die Situation zu verschaffen.

Die Diagnose einer entzündlichen Arthritis ist manchmal schwierig und kann in der Regel nur von einem Facharzt für Rheumatologie oder einem Allgemeinmediziner für Muskel-Skelett-Erkrankungen (GPWSI) eindeutig gestellt werden. Da die verschiedenen Ursachen der entzündlichen Arthritis von spezialisierten Teams unter der Leitung eines Rheumatologen behandelt werden und in der Regel, aber nicht immer, ein Krankenhausaufenthalt erforderlich ist. Dies bedeutet, dass der Hausarzt in den allermeisten Fällen nicht über die notwendige Erfahrung, das Fachwissen und die Kenntnisse verfügt, um eine klinische Diagnose zu stellen. Deshalb ist es immer ratsam, einen Facharzt zu konsultieren, auch weil es keinen einzigen Test gibt, um festzustellen, ob Sie an rheumatoider Arthritis, Spondylitis ankylosans oder Psoriasis-Arthritis leiden. Wenn Ihr Hausarzt glaubt, dass Sie an einer dieser Erkrankungen leiden, sollte er Sie unbedingt so schnell wie möglich an einen Facharzt für Rheumatologie überweisen, damit dieser Sie untersucht.

Die British Pain Society bietet eine Reihe von Artikeln zur Schmerzbehandlung mit ausführlichen Ratschlägen. Die NHS Live Well-Seiten bieten allgemeine Gesundheitsempfehlungen zu einer Reihe von Themen, darunter gesunde Ernährung, Raucherentwöhnung und Bewegung.

Die Patients' Association hat eine Reihe von Handbüchern herausgegeben, darunter auch eines mit dem Titel "Preparing your GP for an appointment". Der erste Facharztbesuch sollte innerhalb von vier bis sechs Wochen nach Auftreten der ersten Symptome stattfinden, aber je früher, desto besser.

Schritt 3 - Erster Besuch beim Facharzt

Es ist möglich, dass Sie bei der ersten Untersuchung eine eindeutige Diagnose erhalten, aber im Anfangsstadium ist es manchmal schwierig, eine entzündliche Arthritis zu diagnostizieren. Wenn Sie rheumatoide Arthritis, Spondylitis ankylosans oder Psoriasis-Arthritis haben, sagt Ihnen kein einziger Test etwas, so dass Sie möglicherweise mehrere Untersuchungen und Besuche für die Diagnose benötigen.

Der Spezialist wird Ihnen in dieser Phase Ihrer Reise helfen und Ihnen alle Informationen geben, die Sie benötigen. Er/sie wird

Ihnen mögliche Behandlungspläne erläutern und die besten Gesundheitseinrichtungen für Sie nennen.

Wir empfehlen Ihnen, sich vor Ihrem ersten Besuch beim Experten alles zu überlegen und zu notieren, was Sie wissen möchten. Dies wird Ihnen helfen, während des Beratungsgesprächs eine Antwort auf alle Ihre Fragen zu finden. Es kann auch hilfreich sein, einen Freund oder ein Familienmitglied dabei zu haben, der sich vielleicht an Dinge erinnert, die Sie später nicht verstanden haben.

Phase 4 - Tests, Verfahren und zusätzliche Informationen

In Phase 4 erhalten Sie die erste Diagnose und werden von Ihrem Spezialistenteam entsprechend betreut. In diesem Stadium müssen Sie sich möglicherweise einer Reihe von Untersuchungen unterziehen, damit das Spezialistenteam über die beste Behandlung für den Patienten entscheiden kann. Diese Untersuchungen können Röntgenaufnahmen, Ultraschalluntersuchungen, Bluttests und Krankheitsaktivitätsscores umfassen. Diese Untersuchungen können zunächst etwas verwirrend erscheinen, vor allem, wenn die Diagnose gerade erst gestellt wurde, aber die rheumatologische Pflegekraft wird sie Ihnen beim ersten Besuch erklären. Bei der ersten oder zweiten Visite lernen Sie in der Regel die rheumatologische Fachschwester kennen. Die qualifizierte Krankenschwester wird Ihnen helfen, einige Ihrer möglichen Fragen zu beantworten.

Phase 5 - Fortführung der Behandlung in der Primär- und Facharztversorgung

Die Behandlung wird in Phase 5 fortgesetzt. Am Anfang werden die Besuche bei Ihrem Spezialistenteam sehr häufig sein, aber sie werden seltener, sobald das Team sicher ist, dass Ihr Zustand gut unter Kontrolle ist.

Bei regelmäßigen Blutuntersuchungen müssen Sie Ihre Arztpraxis oder Ihr Krankenhaus aufsuchen. Dabei werden der Verlauf der Krankheit und das Ansprechen auf die Therapie überprüft. Anschließend wird Ihr Hausarzt mit dem Spezialistenteam über bestimmte Diagnosen sprechen.

Sie und Ihre Familie werden die Krankheit und ihre Auswirkungen auf Ihr Leben mindestens einmal im Jahr besprechen, wenn Ihr Zustand im Gleichgewicht ist. Wenn Sie ein Problem haben oder Ihre Symptome zunehmen, ist es wichtig, dass Sie wissen, wie Sie Kontakt aufnehmen können. Sie sollten Zugang zu einer von Krankenschwestern geleiteten Beratungsstelle haben. Zusätzlich zu den unten genannten Organisationen, die für jede Person in Schritt 5 spezifische Informationen enthalten, könnten Sie auch an den folgenden allgemeinen Informationen interessiert sein: die Patients' Association ist eine unabhängige nationale Wohltätigkeitsorganisation, die sich mit den Problemen und Bedürfnissen von Patienten befasst.

Die Leitlinien einiger Regionen können Ihnen alle notwendigen Informationen über die Krankheit geben. Das Gesundheitsministerium legt fest, welche Hilfen zu verschiedenen Themen wie Bildung, Transport und Finanzen gewährt werden können. Die meisten spezialisierten Teams verfügen über eine Hotline, die oft von der Fachkrankenschwester geleitet wird: vergewissern Sie sich, dass

Sie die Nummer kennen. Auch der Hausarzt ist eine zuverlässige Quelle für Hilfe und Unterstützung.

<u>Schritt 6 - Langfristiges Management der Krankheit oder Umgang mit Komplikationen</u>

Stadium 6 ist leider ein Stadium fortgeschrittener Krankheit, das nur wenige Menschen betrifft. Im fortgeschrittenen Stadium können Organe wie Herz und Lunge betroffen sein, was zu schweren Komplikationen und/oder anderen langfristigen Erkrankungen wie Diabetes oder Herzerkrankungen führen kann. In seltenen Fällen können auch andere Komplikationen wie Vaskulitis auftreten.

Für diejenigen, die mit entzündlicher Arthritis zu kämpfen haben, ist die Situation heute jedoch viel besser als noch vor 20-30 Jahren. Da neue Therapien zur Verfügung stehen und eine wirksame Behandlung viel früher als früher beginnen kann, weniger Beschwerden verursacht, weniger Operationen erfordert und weniger Komplikationen mit sich bringt, ist die Zukunft viel rosiger. Je mehr Sie wissen, desto besser können Sie mit Ihrer Erkrankung umgehen.

Sie können auch bestimmte Organisationen ausfindig machen, die Ihnen helfen können, einschließlich solcher, die Unterstützung für pflegende Angehörige anbieten.

Kapitel 4: Gastritis, eine entzündliche Erkrankung - Ursachen, Anzeichen und Symptome, Behandlung und Heilung

Gastritis ist eine Entzündung der Magenschleimhaut. Es gibt zwei Arten von Gastritis: akute und chronische Gastritis. Die meisten Menschen mit Gastritis haben keine Symptome; sowohl die akute als auch die chronische Gastritis kann jedoch Symptome und Anzeichen wie Bauchschmerzen, Durchfall, Erbrechen und manchmal Aufstoßen, Blähungen, Appetitlosigkeit und Verdauungsstörungen aufweisen.

Was sind die Ursachen für Magenschmerzen?

Ein als Helicobacter pylori bekanntes Bakterium und nichtsteroidale entzündungshemmende Medikamente sind die Hauptursache für Gastritis, aber es gibt auch viele andere Ursachen, wie Infektionserreger, Autoimmunerkrankungen, Krankheiten wie Morbus Crohn, Sarkoidose und sporadische granulomatöse Gastritis. Woran erkennt man, dass es Magenprobleme gibt?

Gastritis kann durch die Untersuchung der Symptome und der Anamnese (z. B. NSAIDs und/oder Alkohol) oder durch die Durchführung von Atem-, Blut-, Urin-, immunologischen Tests und Biopsien auf H. Pylori diagnostiziert werden, und andere Untersuchungen wie Endoskopie oder radiologische Untersuchungen zeigen uns eventuelle Verbesserungen der Schleimhaut.

4.1. Einige Hinweise zur Gastritis

Wie wird eine Gastritis behandelt?

Im Allgemeinen ist eine Gastritis nicht gefährlich, aber wenn sie nicht rechtzeitig und richtig behandelt wird, kann sie Geschwüre und Blutungen verursachen. In einigen Fällen kann sie sogar zu Magenkrebs führen. Um den Schaden zu begrenzen, muss die Ursache der Gastritis bekämpft werden (Helicobacter Pylori, Rauchen, Alkoholmissbrauch, Drogenkonsum, Stresssituationen, falsche Ernährung).

Zu den verschreibungspflichtigen Medikamenten gehören Antisekretiva und Antazida, die das Auftreten schwerwiegenderer Nebenwirkungen eindämmen können. Wird die Gastritis durch Helicobacter pylori verursacht, werden in der Regel Antibiotika wie lcarithromycin, Metrenidazol und Amoxicillin verschrieben. Neben der pharmakologischen Behandlung ist es wichtig, den Lebensstil zu ändern und alle Verhaltensweisen zu vermeiden, die zu einer Magenentzündung führen können - nicht nur bei der Ernährung.

Gibt es eine Diät für Gastritis?

Die Symptome der Gastritis können durch chemische Reizstoffe verschlimmert werden, die in Kombination noch mehr Probleme verursachen können. Zum Beispiel Zigarettenrauchen, übermäßiger Alkoholkonsum, koffein- und kohlensäurehaltige Getränke, zitronensäurehaltige Fruchtsäfte wie Grapefruit, Pfirsich, Ananas usw. und fettreiche Speisen.

Es gibt jedoch keine Diät für Gastritis und H-Wachstum. Eine Ernährung, die reich an Ballaststoffen und flavonoidhaltigen Lebensmitteln ist, wie bestimmte Tees, Zwiebeln, Knoblauch, Beeren, Sellerie, Kohl, Brokkoli, Petersilie, Thymian,

Sojaprodukte und Hülsenfrüchte wie Linsen, Kichererbsen, Weizen und Bohnen, kann Pylori vorbeugen.

Welche Hausmittel helfen, die Symptome einer Gastritis zu lindern?

Hausmittel können helfen, die Symptome der Gastritis zu lindern, aber sie gehen in der Regel nicht auf die eigentliche Ursache der Erkrankung ein. Menschen mit akuter Gastritis erholen sich in der Regel ohne Komplikationen. Treten jedoch schwerwiegende Komplikationen auf, können die Ergebnisse bei chronischer Gastritis von gut (frühzeitige Behandlung) bis schlecht reichen. Komplikationen bei akuter Gastritis treten nur sehr selten auf.

Zu den Komplikationen der chronischen Gastritis gehören Magengeschwüre, blutende Geschwüre, Blutarmut, Magentumore, MALT-Lymphome, Nierenprobleme, Versteifungen, Darmentzündungen oder sogar der Tod.

Einer Gastritis kann auch vorgebeugt werden, wenn die zugrundeliegenden Ursachen der Gastritis (z. B. die Einnahme von Alkohol oder NSAIDs) behandelt oder eingestellt werden.

Aber gibt es eine Heilung für Gastritis?

Gastritis kann geheilt werden, wenn die zugrunde liegende Ursache behandelt wird.

Warum kämpfen Sie gegen Gastritis?

Da es sich bei der Gastritis um eine Infektion handelt, die durch gründliches und häufiges Händewaschen vermieden werden kann, sollten Sie Umstände vermeiden, unter denen Sie Chemikalien, Strahlung oder Giftstoffen ausgesetzt sind, um das Risiko einer Gastritis zu vermeiden.

Welche Lebensmittel verschlimmern die Symptome der Gastritis?

Fachleute der University of Maryland und anderer medizinischer Einrichtungen empfehlen, häufig kleine Mengen zu essen und salzige, saure, gebratene oder fettige Speisen zu meiden, um die

Symptome zu lindern. Auch der Abbau von Stress wird empfohlen. Diätetische Verbesserungen wie Ingwertee und/oder Kamillentee mit Honig lindern angeblich die Symptome der Gastritis, während H durch Zwiebeln, Knoblauch, Preiselbeeren, Äpfel und Sellerie verhindert werden kann.

Zu den Lebensmitteln, die das Wachstum von H. Pylori hemmen und Gastritis-Symptome lindern können, sind Tee (vor allem grüner und weißer), Joghurt, Pfefferminze, Weizenkleie, Karottensaft, Kokosnuss, grünes Blattgemüse, Zwiebeln, Knoblauch, Äpfel, frisches Obst, Sellerie, Cranberry-Saft, Kohl, Brokkoli, Schalotten, Petersilie, Thymian, Soja, Lebensmittel auf Sojabasis, Hülsenfrüchte (Bohnen, Erbsen und Linsen).

4.2. Ursachen der Gastritis

Die Infektion der Magenschleimhaut durch eine Bakterienart namens Helicobacter pylori ist eine der Hauptursachen sowohl für akute als auch für chronische Gastritis. Dieses Bakterium infiziert in der Regel zunächst akut das Antrum des Magens (Magenschleimhaut ohne säureproduzierende Zellen) und kann im Laufe der Zeit den größten Teil oder die gesamte

Magenschleimhaut infizieren (chronische Gastritis) und dort jahrelang verbleiben. Die Infektion löst eine starke anfängliche Entzündungsreaktion aus, und durch Veränderungen in den Darmzellen kann sich eine langfristige chronische Entzündung entwickeln. Eine weitere wichtige Ursache für akute und chronische Gastritis ist die Einnahme (und der Missbrauch) von nichtsteroidalen Antirheumatika (NSAIDs).

Es gibt jedoch noch viele andere Ursachen für eine Gastritis; im Folgenden werden die häufigsten Ursachen sowohl für eine akute als auch für eine chronische Gastritis aufgeführt; bei wiederholtem oder anhaltendem Auftreten der meisten dieser Ursachen kann eine chronische Gastritis auftreten: bakterielle, virale und parasitäre Infektionen.

4.3. Symptome einer Gastritis

Die meisten Patienten mit Gastritis haben keine Symptome. Die Erkrankung wird nur dann gemeldet, wenn in Magenschleimhautproben andere mögliche Krankheiten untersucht werden. Wenn jedoch Anzeichen einer Gastritis auftreten, sind die häufigsten Symptome Bauchschmerzen (intermittierendes oder ständiges Brennen, Drücken oder Nagen), Übelkeit und Erbrechen, Durchfall, Appetitlosigkeit, Blähungen und Aufstoßen.

Die Symptome der Gastritis wechseln im Laufe der Zeit, insbesondere bei einer chronischen Gastritis. Verdauungsstörungen (Dyspepsie) sind ebenfalls ein Begriff, der sich auf diese Gruppe von Symptomen bezieht. Zu den Symptomen einer schweren Gastritis können anhaltender Durchfall, blutiger Stuhl und Blutarmut gehören.

4.4. Natürliche Heilmittel für Gastritis

Nicht alle Therapien sind für jeden geeignet, so dass eine Person möglicherweise mehrere ausprobieren muss, bevor sie diejenige findet, die für ihre Situation am besten geeignet ist.

1. Befolgen Sie eine entzündungshemmende Diät: Gastritis ist eine Entzündung der Magenschleimhaut, und eine Diät, die mit der Zeit Linderung verschafft, hilft, die Entzündung zu verringern. Die Forschung hat jedoch nicht schlüssig nachgewiesen, dass Gastritis durch eine bestimmte Ernährung verursacht oder vermieden wird. Durch das Führen eines Ernährungstagebuchs können Betroffene erkennen, welche Lebensmittel ihre Symptome auslösen. Man kann dann damit beginnen, den Verzehr zu reduzieren oder andere Lebensmittel ganz zu meiden. Lebensmittel, die häufig mit Entzündungen in Verbindung gebracht werden, sind: verarbeitete Lebensmittel, säurehaltige Lebensmittel, glutenhaltige Lebensmittel, Milchprodukte, alkoholische Lebensmittel, scharfe Lebensmittel

2. Nehmen Sie ein Nahrungsergänzungsmittel mit Knoblauchextrakt ein: einige Untersuchungen deuten darauf hin, dass Knoblauchextrakt helfen kann, die Symptome der Gastritis zu lindern. Auch das Zerkleinern und der Verzehr von rohem Knoblauch können gut wirken. Wenn jemand den rohen Geschmack von Knoblauch nicht mag, kann er versuchen, ihn zu zerkleinern und mit einem Esslöffel Butter zu essen oder in eine getrocknete Dattel einzuwickeln. Der Geschmack der Butter oder der Dattel sollte helfen, den Knoblauchgeschmack zu überdecken.

3. Probiotika: Probiotika können helfen, die Verdauung zu verbessern und einen regelmäßigen Stuhlgang zu ermöglichen. Probiotika führen gute Bakterien in das Verdauungssystem ein, die helfen können, die Ausbreitung von H. Auch der Verzehr von Lebensmitteln, die Probiotika enthalten, kann die Symptome der Gastritis verbessern. Zu diesen Lebensmitteln gehören saure Gurken, Sauerkraut, Kefir, Joghurt und Apfelessig.

4. Trinken Sie grünen Tee und Manuka-Honig: eine Studie hat gezeigt, dass der Konsum von grünem oder schwarzem Tee die Prävalenz von H. erheblich reduzieren kann, zumindest einmal pro Woche. Manuka-Honig kann ebenfalls nützlich sein, da er antibakterielle Eigenschaften enthält, die bei der Bekämpfung von Infektionen helfen. Viele glauben, dass warmes Wasser den Magen beruhigt und die Verdauung verbessert. Manuka-Honig kann online und in Reformhäusern erworben werden.

5. Verwendung von ätherischen Ölen: Ätherische Öle wie Zitronengras und Zitronenverbene trugen in Laborversuchen zur Verbesserung der Resistenz gegen H. Pylori in Laborversuchen. Andere Öle, die sich positiv auf das Verdauungssystem auswirken können, sind Pfefferminze, Ingwer und Nelken. Ätherische Öle dürfen nicht geschluckt werden und sollten bei der Anwendung auf der Haut immer mit einem Trägeröl verdünnt werden. Wir empfehlen, die Öle in einem Diffusor zu verwenden oder mit einem Arzt über die sichere Anwendung zu sprechen.

6. Essen Sie leichtere Mahlzeiten: Der Verzehr großer, kohlenhydratreicher Mahlzeiten kann das Verdauungssystem belasten und die Gastritis verschlimmern. Regelmäßige kleine Mahlzeiten über den Tag verteilt können den Verdauungsprozess erleichtern und die Symptome der Gastritis verringern.

7. Vermeiden Sie das Rauchen und die übermäßige Einnahme von Schmerzmitteln: Rauchen kann die Magenschleimhaut schädigen und erhöht das Risiko, an Magenkrebs zu erkranken. Die Einnahme von zu vielen rezeptfreien Schmerzmitteln wie Aspirin oder Ibuprofen kann die Magenschleimhaut ebenfalls schwächen und die Gastritis verschlimmern.

<u>**8. Stress abbauen**</u>: Stress kann ein Aufflackern der Gastritis verursachen, daher ist die Reduzierung des Stressniveaus ein wirksames Mittel, um die Krankheit in den Griff zu bekommen. Zu den Stressbewältigungsstrategien gehören entspannende Atemübungen, Schlaftherapie und Yoga. Vorbeugung: obwohl die Ursache der Gastritis von Mensch zu Mensch unterschiedlich ist, können bestimmte Vorsichtsmaßnahmen getroffen werden, um unangenehme Symptome zu vermeiden. Zu den Maßnahmen zur Vorbeugung von Gastritis gehören: Vermeidung von Lebensmitteln, die als Auslöser bekannt sind, Raucherentwöhnung, Stressabbau, Verzicht auf Alkohol und ein gesunder Körperbau, der eine übermäßige Einnahme von rezeptfreien Schmerzmitteln verhindert. Hausmittel können vielen Menschen helfen, eine Gastritis in den Griff zu bekommen. Wenn die Symptome jedoch nicht verschwinden, ist es notwendig, einen Arzt aufzusuchen, wenn folgende Situationen auftreten: ein Aufflackern der Gastritis, das länger als eine Woche anhält, Blut im Stuhl. Der Arzt kann Fragen stellen, eine Bewertung vornehmen und entscheiden, weitere Tests durchzuführen.

Zu den häufig verschriebenen Medikamenten gegen Gastritis gehören Histamin-2-Blocker (H2-Blocker), die zur Verringerung der Säureproduktion beitragen. Protonenpumpeninhibitoren (PPI) reduzieren ebenfalls die Säureproduktion und sind sowohl rezeptfrei als auch auf Rezept für die Behandlung einer H. Pylori-Infektion erhältlich.

Kapitel 5: Entzündungshemmende Ernährungstipps bei Gastritis

Gastritis ist eine Erkrankung des Verdauungssystems, die eine Entzündung der Magenschleimhaut verursacht. Zu den Symptomen gehören Sodbrennen, Verdauungsstörungen, häufiger Durchfall und Aufstoßen. Eine Umstellung der Ernährung kann durchaus Vorteile bringen. Gastritis hat verschiedene Formen und Ursachen. Eine Infektion mit dem Bakterium Helicobacter pylori (H. pylori) ist eine häufige Ursache. Weitere Ursachen sind die Einnahme von nichtsteroidalen Antirheumatika (NSAIDs), hoher Alkoholkonsum und bestimmte entzündliche Erkrankungen wie Morbus Crohn.

Bestimmte Lebensmittel können das Risiko einer H. Pylori-Infektion erhöhen, und bestimmte Essgewohnheiten können zu einer Erosion der Magenschleimhaut führen oder die Symptome der Gastritis anderweitig verschlimmern. Einem Menschen mit Gastritis kann es schwer fallen zu essen, was zu Appetitlosigkeit und unerwünschtem Gewichtsverlust führt.

Eine unbehandelte Gastritis kann zu Geschwüren, chronischen Schmerzen und Blutungen führen. In einigen Fällen kann sie sehr gefährlich werden, da eine chronische Magenentzündung auch das Risiko der Entstehung von Magenkrebs erhöht.

## 5.1.	Entzündungshemmende Lebensmittel zum Verzehr

Keine bestimmte Diät kann die Gastritis heilen, aber der Verzehr bestimmter Lebensmittel kann dazu beitragen, die Symptome zu verbessern oder ihre Verschlimmerung zu verhindern.

Eine Umstellung der Ernährung kann zum Beispiel dazu beitragen, die Magenschleimhaut zu schützen und Entzündungen zu verringern. Grüner Tee sowie frisches Obst und Gemüse sind gute Quellen für Antioxidantien und können dazu beitragen, Zellschäden und Krankheiten vorzubeugen, indem sie den Gehalt an reaktiven Verbindungen, den sogenannten freien Radikalen, im Körper erhöhen. Zu den Lebensmitteln, die dazu beitragen können, die Entwicklung von H. Pylori zu hemmen und das Wachstum von Gastritis und Geschwüren zu reduzieren, gehören Blumenkohl, Rettich,

Kohlgemüse, Kurkuma, Blaubeeren, Brombeeren, Himbeeren und Erdbeeren. Antioxidantien können auch zur Vorbeugung zahlreicher anderer Erkrankungen beitragen, da sie freie Radikale bekämpfen und so dem Alterungsprozess der Zellen und der Schwächung des Immunsystems entgegenwirken.

Eine ideale entzündungshemmende Ernährung gibt es nicht. Um Entzündungen zu bekämpfen, ist es gut, viel antioxidantienreiches, frisches Obst, Gemüse und andere pflanzliche Lebensmittel zu essen. Wichtiger ist es, verarbeitete Lebensmittel und solche mit ungesunden Fetten, Salz- oder Zuckerzusatz zu vermeiden.

Lebensmittel, die bei Gastritis helfen: Brokkoli und Joghurt sind zwei Lebensmittel, die bei der Behandlung von Gastritis helfen können. Brokkoli enthält eine Chemikalie, Sulforaphan, die antibakterielle Eigenschaften hat. Außerdem enthält er Antioxidantien, die zur Krebsvorbeugung beitragen können. Folglich kann der Verzehr von Brokkolisprossen helfen, Gastritis zu lindern oder zu verhindern und das Risiko von Magenkrebs zu verringern. Eine alte, 2009 veröffentlichte Studie von

Wissenschaftlern ergab, dass Teilnehmer mit H. Pylori-Infektionen, die täglich 70 g Brokkolisprossen aßen, weniger Infektionen und Entzündungen aufwiesen als Teilnehmer, die keinen Brokkoli aßen.

Im Jahr 2006 untersuchte ein anderes Team, ob der Verzehr von etwa 200 g probiotischem Joghurt pro Tag vor der Einnahme einer Antibiotikakombination die Fähigkeit des Medikaments zur Bekämpfung von arzneimittelresistenten H. Pylori, die gegen Medikamente resistent sind. Nun, nach vier Wochen stellten die Forscher fest, dass Menschen, die Joghurt und Antibiotika zu sich nahmen, die Infektion tendenziell besser überwinden konnten als diejenigen, die nur Antibiotika einnahmen. Die Ergebnisse des Joghurts könnten auf die aktiven Kulturen nützlicher Bakterien zurückzuführen sein, die dazu beitragen, die Fähigkeit des Körpers zur Bekämpfung von Infektionen zu verbessern.

5.2. Vorschläge für die Ernährung

Die folgenden Ernährungsumstellungen helfen, eine Gastritis zu verhindern oder zu regulieren.

Essen Sie wenig, aber oft: Fünf oder sechs kleinere Mahlzeiten am Tag anstelle von drei großen Mahlzeiten können helfen, die Ansammlung von Magensäure zu reduzieren.

Gewichtskontrolle: Übergewicht und Fettleibigkeit erhöhen das Risiko, an Gastritis zu erkranken. Ihr Arzt kann Ihnen helfen, einen Plan zur Gewichtsreduktion zu erstellen, um das Risiko einer Gastritis und anderer damit verbundener Gesundheitsprobleme zu verringern.

Verwenden Sie Antazida: der Arzt kann auch schmerzlindernde Medikamente empfehlen. Fragen Sie Ihren Arzt nach Nahrungsergänzungsmitteln: einige Nahrungsergänzungsmittel, darunter Omega-3-Fettsäuren und Probiotika, können die Auswirkungen der Gastritis verringern. Omega-3-Antioxidantien und probiotische Präparate können online bestellt werden. Bevor Sie diese oder andere Nahrungsergänzungsmittel einnehmen, sollten Sie jedoch einen Arzt konsultieren, da sie andere Gesundheitsprobleme beeinträchtigen können. Darüber hinaus können einige Nahrungsergänzungsmittel, darunter Eisen, das Risiko einer Gastritis erhöhen.

<u>**Lebensmittel, die die Symptome verschlimmern, sind**</u>: gewürzte und säurehaltige, gebratene Lebensmittel können manchmal Entzündungen verursachen. In diesem Fall könnte der Arzt eine Eliminationsdiät empfehlen, bei der alle riskanten Lebensmittel und alle potenziell schädlichen Zubereitungsarten aus dem Speiseplan gestrichen werden, um den Gegenbeweis zu erbringen, dass sie die Ursache der Probleme sind.

So stellte ein Ärzteteam fest, dass manche Menschen eine Form der Gastritis haben, die durch Milchprodukte und Eier verursacht wird. Das Team untersuchte auch Weizen, Nüsse, Soja, Fisch und Reis. Jeder, der eine Eliminationsdiät in Erwägung zieht, sollte zunächst mit einem Arzt sprechen, da sie zu Nährstoffmängeln führen kann, die wiederum andere Probleme nach sich ziehen können.

Zu den Lebensmitteln, die das Risiko einer Gastritis erhöhen, gehören rotes Fleisch, verarbeitete Fleischprodukte, gesalzene, geräucherte, gebratene und fettige Lebensmittel. Studien haben gezeigt, dass zum Beispiel salzige und fettige Lebensmittel die Magenschleimhaut angreifen können. Eine salzreiche Ernährung kann die Magenzellen verändern, so dass sie anfälliger für H. Pylori machen.

Eine große Menge Alkohol kann auch eine Magenentzündung verursachen und die Symptome verschlimmern. Er kann auch zu einer Erosion der Magenschleimhaut führen.

<u>Gesundheitstipp</u>: geben Sie das Rauchen auf, um einer Gastritis vorzubeugen oder sie zu behandeln: Rauchen erhöht das Risiko von Entzündungen, Zahnproblemen, Speiseröhrenkrebs und Magenkrebs.

<u>Stress abbauen</u>: ein hoher Stresspegel kann zur Bildung von Magensäure führen, die die Symptome und Entzündungen verschlimmern kann.

<u>Prüfen Sie auf mögliche Medikamente</u>: die häufige Einnahme von NSAIDs kann das Risiko einer Schädigung der Magenschleimhaut erhöhen, was Gastritis-Symptome verursachen oder verschlimmern kann. Aspirin, Ibuprofen und Naproxen sind allesamt Formen von NSAIDs.

5.3. Diät bei Magengeschwür und Gastritis

Eine Diät für Magengeschwüre und Gastritis ist ein Ernährungsplan, der Lebensmittel einschränkt, die den Magen reizen. Die meisten verarbeiteten Lebensmittel und Produkte können Symptome wie Magenschmerzen, Blähungen, Sodbrennen oder Verdauungsstörungen verschlimmern.

<u>Lebensmittel: einschränken oder meiden?</u> Es kann notwendig sein, säurehaltige, scharf gewürzte oder fettige Lebensmittel zu meiden. Nicht alle Lebensmittel haben auf jeden Menschen die gleiche Wirkung. Sie müssen lernen, welche Lebensmittel die Symptome verschlimmern und andere einschränken. Einige Lebensmittel, die die Symptome von Magengeschwüren oder Gastritis verschlimmern können, sind: Getränke, Vollmilch, Schokoladenmilch, heißer Kakao und Cola. Einige koffeinhaltige Getränke, normaler und entkoffeinierter Kaffee, Minztee, grüner und schwarzer Tee, mit oder ohne Koffein, Orangen- und Grapefruitsäfte. Verzehren Sie Vollkornprodukte, Nüsse, Gemüse und fettfreie oder fettarme Milchprodukte, einschließlich Vollkornbrot, -getreide, -nudeln und Naturreis; wählen Sie mageres Fleisch, Geflügel, Fisch, Bohnen, Nüsse und Gemüse. Zu einem gesunden Ernährungsplan gehört ein geringer Anteil an ungesunden Fetten, Salz und Zuckerzusatz. Gesunde Fette stammen aus Olivenöl, Trockenobst, griechischem Joghurt und fettem Fisch wie Lachs, Thunfisch und Makrele. Weitere Informationen erhalten Sie, wenn Sie sich von Ihrem Ernährungsberater einen gesunden Ernährungsplan erstellen lassen.

Andere Ratschläge lauten, nach den Mahlzeiten nicht zu früh ins Bett zu gehen, sondern mindestens zwei Stunden zu warten, bis sie beendet sind.

Nehmen Sie kleine, tägliche Mahlzeiten zu sich. Kleine, regelmäßige Mahlzeiten können dem Magen mehr entgegenkommen als große Mahlzeiten.

VEREINBARUNG DES ERNÄHRUNGS- UND THERAPEUTIKPLANS: der Patient hat das Recht, an der Planung des Eingriffs mitzuwirken. Um zu entscheiden, welche Hilfe Sie erhalten möchten, sprechen Sie mit Ihrem Arzt über die

Behandlungsmöglichkeiten. Sie haben auch das Recht, Medikamente abzulehnen. Die obigen Hinweise dienen lediglich der Aufklärung. Sprechen Sie mit Ihrem Hausarzt, Ihrer Krankenschwester oder Ihrem Apotheker, bevor Sie eine medizinische Behandlung in Anspruch nehmen, um zu prüfen, ob sie für Sie sicher und wirksam ist.

Kapitel 6: Fettleibigkeit und Entzündungen hängen zusammen

Adipositas ist ein Gesundheitsproblem, das ein sehr großes Ausmaß angenommen hat und fast weltweit zunimmt. Adipositas erhöht das Risiko chronischer Stoffwechselstörungen und hat daher auch einen großen Einfluss auf die öffentlichen Ausgaben, da die Kosten für eine adipöse Person um 30 % höher sind als für eine nicht adipöse Person. In den letzten Jahren hat sich außerdem gezeigt, dass Adipositas mit einer chronischen systemischen Entzündung einhergeht; dieser Zustand wird durch die Aktivierung des Immunsystems im Fettgewebe verursacht, die eine Zunahme der Produktion und Freisetzung von entzündungsfördernden Zytokinen fördert, die zu einer systemischen Reaktion in der akuten Phase führen, die durch eine Erhöhung der akuten Zytokine gekennzeichnet ist. Es gibt also immer mehr Belege dafür, dass die Entzündungsreaktion eine wichtige Rolle bei der Adipositas und der damit verbundenen Entstehung chronischer Krankheiten spielt.

6.1. Adipositas und chronische Entzündungen

Entzündungen sind eine physiologische Reaktion, die zur Wiederherstellung der Homöostase erforderlich ist, die durch verschiedene Reize verändert wird; eine Entzündung oder Überreaktion, die sich dauerhaft etabliert, kann jedoch schädliche Auswirkungen haben. Bei Übergewicht und Adipositas liegt eine chronische Entzündung niedrigen Grades vor; in jüngsten Studien wurden einige der intrazellulären Entzündungswege identifiziert, die mit diesen Erkrankungen in Zusammenhang stehen. Experimente an Mäusen zeigen, dass die Aufnahme von Nährstoffen akut Entzündungsreaktionen auslöst; man geht daher davon aus, dass das Startsignal für die Entzündung eine übermäßige Nahrungsaufnahme ist. Kinasen kontrollieren nachgeschaltete Transkriptionsprogs, indem sie die Regulierung der Genexpression von Entzündungsmediatoren durch die Transkriptionsfaktoren Protein-1-Aktivator, Nuklearfaktor πB und Interferon-Regulator einleiten. Erhöhte Zytokine verstärken die Rezeptoraktivierung, indem sie eine positive entzündliche Rückkopplungsschleife schaffen und hemmende Stoffwechselwege signalisieren.

Entzündungsrezeptoren und Toll-like-Rezeptoren (TLRs) aktivieren auch das angeborene Immunsystem. Heute gibt es deutliche Hinweise darauf, dass Entzündungssignale eine wichtige Rolle bei der Entwicklung einer chronischen Entzündungserkrankung spielen, die die Insulinempfindlichkeit beeinträchtigt.

6.2. Das Inflammasom

Das Inflammasom ist ein angeborener makromolekularer Sensor der Immunzellen, der die Entzündungsreaktion auslöst. Die Erkennung verschiedener schädlicher Signale durch das Inflammasom führt zur Aktivierung von Caspase-1, was die Sekretion potenter proinflammatorischer Zytokine, insbesondere Interleukin-1β (IL-1β), auslöst. Somit sind Inflammasom-vermittelte Prozesse wichtig für die Regulierung von Stoffwechselprozessen.

Das Inflammasom ist ein Heptamer, das sich aus Monomeren zusammensetzt, die Nod-ähnliche Rezeptoren (NLRs), das Adaptorprotein ASC (ein Apoptose-assoziiertes speckähnliches Protein, das eine Caspase-Rekrutierungsdomäne enthält) und das

Enzym Caspase-1 enthalten. NLRs zeichnen sich durch eine Struktur aus, die aus einem zentralen Kern, der die Nukleotidbindung und Oligomerisierung vermittelt, und einem N-terminalen Bereich besteht, der eine wesentliche Variable für Protein-Protein-Interaktionen darstellt. Die NLR aktiviert die Caspase-1, die, zu einem Inflammasom zusammengefügt, pro-IL-1β in aktives IL-1β umwandelt.

Die NLR-Familie besteht beim Menschen aus 22 Mitgliedern, die aufgrund ihrer N-terminalen Domänenkonfiguration in vier Unterfamilien, NLRA, NLRB, NLRC und NLRP, unterteilt sind. Sie interagieren mit den an das Inflammasom gebundenen Proteinen ASC und Caspase-1. Metabolische Spannungen, Insulinresistenz und Typ-2-Diabetes wurden mit einem NLRP-Mitglied namens NLRP3 in Verbindung gebracht. Die entzündliche Aktivierung von NLRP3 bei Fettleibigkeit induziert die Aktivierung von Makrophagen-T-Zellen im Fettgewebe und beeinträchtigt die Insulinempfindlichkeit, was zu einem anhaltenden proinflammatorischen Zustand führt, der die Insulinempfindlichkeit beeinträchtigt. Neben anderen Substanzen können Hyperglykämie, reaktive Sauerstoffspezies,

Palmitat, Lipopolysaccharide und Harnsäure eine Inflammasom-Aktivierung verursachen.

Jüngste Studien haben gezeigt, dass ein glukosereguliertes Protein, das Thioredoxin-interacting protein (TXNIP), mit NLRP3 interagiert, was zu einer IL-1β-Sekretion und einer Beeinträchtigung der β-Zellfunktion des Pankreas führt.

6.3. Entzündliche Zytokine und Adipositas

Die Ursache von Entzündungen bei Adipositas und die zugrunde liegenden molekularen Mechanismen, die ihre Prävalenz bestimmen, sind nicht vollständig bekannt, aber pro-inflammatorische Zytokine spielen eine zentrale Rolle. Bei Adipositas sind die zirkulierenden Konzentrationen entzündlicher Zytokine höher als bei dünnen Menschen, und es wird angenommen, dass sie bei der Entstehung der Insulinresistenz eine Rolle spielen. Fettgewebe ist bei Adipositas die Hauptquelle für proinflammatorische Zytokine, die hauptsächlich durch die Infiltration von Makrophagen freigesetzt werden, wobei Adipozyten eine wichtige Rolle spielen. Daher sind die Blutspiegel dieser Zytokine nach einer

Gewichtsabnahme reduziert. Die wichtigsten Zytokine, die für chronische Entzündungen verantwortlich sind, sind der Tumornekrosefaktor αy, Interleukin-6 und das inflammasom-aktivierte IL-1β.

TNF-α ist ein pleiotropes Molekül, das eine zentrale Rolle bei der Entzündung, der Produktion des Immunsystems, der Apoptose und dem Fettstoffwechsel spielt und zahlreiche Auswirkungen auf das Fettgewebe hat, einschließlich der Insulinsignalisierung: das zirkulierende TNF-α steigt bei Adipositas an und sinkt bei Gewichtsverlust. TNF-α stimuliert die Freisetzung von IL-6, einem weiteren starken proinflammatorischen Zytokin, und reduziert entzündungshemmende Zytokine wie Adiponektin. TNF-α induziert die Apoptose von Adipozyten und fördert die Insulinresistenz durch Hemmung eines Signalwegs für das Insulinrezeptorsubstrat.

Es ist ein Zytokin, das eine wichtige Rolle bei der Entwicklung von Akutphasenreaktionen, Entzündungen, Hämopoese, Knochenstoffwechsel und Krebs spielt. Es steuert die Energiehomöostase und die Entzündung; es kann die Produktion von Lipoproteinlipase hemmen und beeinflusst den Appetit und die Energieaufnahme im Hypothalamus, was für den Übergang von einer akuten zu einer chronischen Entzündung wichtig ist. Bei Erkrankungen wie Fettleibigkeit, Insulinresistenz, entzündlichen Darmerkrankungen, entzündlicher Arthritis und Sepsis führt eine Deregulierung zu chronischen Entzündungen.

IL-1β ist ein pyrogenes Zytokin. Es wird hauptsächlich von Blutmonozyten als Reaktion auf eine Infektion, Verletzung oder immunologische Bedrohung gebildet; es verursacht Fieber, Hypotonie und die Produktion weiterer pro-inflammatorischer Zytokine, wie IL-6. IL-1β wird aus seinem inaktiven pro-IL-1β-Gegenstück über ein Inflammasom gebildet. IL-1β hat sich jedoch als Hauptauslöser der pro-inflammatorischen Reaktion auf Adipositas herausgestellt. In den letzten zehn Jahren wurden erhebliche Fortschritte beim Verständnis der Rolle von Zytokinen und des Inflammasoms bei Fettleibigkeit, chronischen Entzündungen und Typ-2-Diabetes erzielt. Darüber hinaus sind weitere Studien erforderlich, um die zugrundeliegenden Mechanismen besser zu verstehen, da diese mögliche

Ansatzpunkte bei der Suche nach neuen therapeutischen Modalitäten für diese globalen Gesundheitsprobleme darstellen.

6.4. Entzündungsmarker bei Adipositas

Viele chronische Krankheiten gehen mit einer Entzündungsreaktion einher, die durch einen Anstieg der Zytokine und der Serumkonzentrationen von Akute-Phase-Reaktanten wie Fibrinogen, C-reaktives Protein (CRP), Komplement, Serum-Amyloid A, Haptoglobin, Sialinsäure und niedrige Albumin-Konzentrationen gekennzeichnet ist. Die Akute-Phase-Reaktanten werden in der Leber gebildet, und Zytokine, darunter IL-6 und TNF-alpha, regulieren ihre Produktion. CRP gilt als klassischer empfindlicher Akute-Phase-Reaktant und ist ein sehr empfindlicher Marker für systemische Entzündungen, und seine Serumkonzentration steigt als Reaktion auf eine Vielzahl von Reizen rasch an. Unter normalen Bedingungen wird dieses Protein in niedrigen Konzentrationen gefunden.

Viszerales Fettgewebe kann Entzündungsmediatoren erzeugen, die in Hepatozyten und Endothelzellen zur Bildung von Akute-

Phase-Reaktanten führen. Da Fettzellen nachweislich TNF-alpha exprimieren und sezernieren, könnte die Fettmasse ein wichtiger Mediator für das Verständnis des Zusammenhangs zwischen Fettleibigkeit und Entzündung sein. Mehrere Studien haben gezeigt, dass abdominale Adipositas mit erhöhten CRP-Werten korreliert, unabhängig vom Body-Mass-Index (BMI), der eine allgemeine Skala für Adipositas ist. Bei Personen mit abdominaler Adipositas war der Anteil der Personen mit erhöhtem hs-CRP signifikant höher als bei Kontrollpersonen, obwohl sie einen vergleichbaren BMI hatten. Es handelt sich um ein proinflammatorisches Zytokin, das von Fett-, Endothel-, Makrophagen- und Lymphozytengewebe synthetisiert wird. In der Leber wird CRP hauptsächlich als Reaktion auf IL-6-Stimuli synthetisiert. Übergewichtige Menschen haben ein erhöhtes Risiko für zahlreiche chronische Krankheiten, von denen einige häufig durch erhöhte CRP-Konzentrationen gekennzeichnet sind. Da Fettgewebe der Hauptbestandteil von proinflammatorischen Zytokinen wie IL-6 und TNF-alpha ist, steigern beide Zytokine die Lipogenese in der Leber und verursachen eine systemische Akutphasenreaktion.

In den letzten Jahren hat sich gezeigt, dass Fettleibigkeit mit niedriggradigen Entzündungsprozessen einhergeht, die bei gesunden fettleibigen Personen durch hohe zirkulierende Werte von entzündungsfördernden Zytokinen wie IL-6, TNF-alpha und Akute-Phase-Proteinen (CRP und Haptoglobin) gekennzeichnet sind. Dieses Muster findet sich auch bei fettleibigen Kindern, die höhere CRP-Werte aufweisen als Kinder mit durchschnittlichem Gewicht. Studien haben gezeigt, dass eine diätetische Gewichtsabnahme mit einem Rückgang der zirkulierenden Werte von IL-6, TNF-alpha, CRP und anderen Entzündungsmarkern verbunden ist, unabhängig von Alter, Geschlecht und BMI. Auch die nach einem Magenbypass bei Probanden beobachtete Gewichtsreduktion deutet auf einen Rückgang der CRP- und IL-6-Werte hin.

6.5. Metabolisches Syndrom

Das metabolische Syndrom weist drei oder mehr der folgenden Merkmale auf: Fettleibigkeit, Hyperglykämie, Bluthochdruck, niedriger HDL-Cholesterinspiegel und/oder Hypertriglyzeridämie. Obwohl die pathogenetischen

Mechanismen nur unzureichend verstanden sind, wird den proinflammatorischen Zytokinen TNF-alpha und IL-6 eine zentrale Rolle zugeschrieben, da beide vom Fettgewebe synthetisiert werden. Faktoren der Entzündungsaktivität wie CRP, IL-6, Serumamyloid A und lösliche Adhäsionsmoleküle wurden mit dieser Erkrankung in Verbindung gebracht.

Risikofaktoren: Chronische Entzündungen niedrigen Grades stehen im Einklang mit dem metabolischen Syndrom und bestimmten Merkmalen der Insulinresistenz. Mehrere Studien haben gezeigt, dass ein erheblicher Zusammenhang zwischen CRP-Spiegeln und den Symptomen des metabolischen Syndroms besteht, einschließlich Adipositas, Hyperinsulinämie, Insulinresistenz, Hypertriglyceridämie und niedrigem HDL-Cholesterin. Nur in wenigen Studien wurde der Zusammenhang zwischen CRP und der Entwicklung des metabolischen Syndroms nachgewiesen. Darüber hinaus hat sich gezeigt, dass hohe hs-CRP-Werte mit dem metabolischen Syndrom und einem erhöhten Risiko für kardiovaskuläre Ereignisse bei Einzelpersonen verbunden sind. Entzündungen wurden als gemeinsamer Bestandteil verschiedener Stoffwechselstörungen von Insulin, Glukose und Lipiden vorgeschlagen, die die Entwicklung des metabolischen Syndroms beeinflussen.

Es hat sich auch gezeigt, dass CRP unabhängige prognostische Informationen über das Ausmaß des metabolischen Syndroms liefert. Es wurde vermutet, dass CRP eine zusätzliche Komponente des metabolischen Syndroms ist. In einer Studie wurde erklärt, dass hohe CRP-Werte (fast 3 mg/L) das Risiko eines metabolischen Syndroms aufgrund von Adipositasfaktoren und Insulinresistenz erhöhen könnten.

Heilungsberatung: Studien haben gezeigt, dass Ernährungsmuster, die der mediterranen Ernährung nahe kommen und reich an Obst und Gemüse sowie an Ballaststoffen und einfach ungesättigten Fetten sind, zu einer Verringerung der Prävalenz des metabolischen Syndroms führen. Darüber hinaus haben Interventionsstudien gezeigt, dass die Entzündungsfaktoren bei Personen mit metabolischem Syndrom nach mediterraner Ernährung und/oder Ernährungsrichtlinien abnehmen. Über die Ursachen von Entzündungen bei Personen mit metabolischem Syndrom ist noch nicht viel bekannt; es wurde jedoch von entzündungshemmenden Wirkungen einer Statintherapie berichtet. Da Personen mit metabolischem Syndrom eine erhöhte Entzündung aufweisen, könnten Statine nach einer verbesserten Lebensstiltherapie eine therapeutische Alternative darstellen.

6.6. Chronische Entzündungen und Metabolisches Syndrom

Die zunehmende Inzidenz von Fettleibigkeit und metabolischem Syndrom ist besorgniserregend. Die Aktivierung von Entzündungswegen, die normalerweise als Abwehrmechanismus des Wirtes dienen, ist die Ursache für die Schwere dieser Krankheit. Die Aktivierung von Entzündungen hat höchstwahrscheinlich mehr als eine Ursache. Offensichtlich ruft die metabolische Überlastung Stressreaktionen hervor, wie oxidative, entzündliche, organische und zelluläre Hypertrophie, die zu Teufelskreisen führen. Aus physikalischen Gründen führt die Hypertrophie der Fettzellen zu einer Zellteilung und löst eine Entzündungsreaktion aus. Die Unfähigkeit des Fettgewebes zu wachsen, um das ankommende Fett zu absorbieren, führt zu Ablagerungen in anderen Organen mit Auswirkungen auf die

Insulinresistenz, insbesondere in der Leber. Der oxidative Stress, der mit der Ernährung einhergeht, kann zu den mit Fettleibigkeit verbundenen Entzündungen beitragen, insbesondere wenn Fette und/oder andere Makronährstoffe übermäßig aufgenommen werden, ohne dass gleichzeitig antioxidantienreiche Lebensmittel/Getränke zu sich genommen werden. Darüber hinaus haben Arbeiten über die Interaktion der Darmmikrobiota mit der Ernährung und der Fettleibigkeit neue Hypothesen über den Zusammenhang zwischen Fettleibigkeit/Fettdiät und Entzündungen hervorgebracht. Bestimmte Ursachen, wie z. B. Verschiebungen der psychologischen und/oder zirkadianen Rhythmen, können auch darüber hinaus zu einem oxidativen/entzündlichen Zustand führen. Die Herausforderung bei der Behandlung der Adipositas/des metabolischen Syndroms liegt in seinem multifaktoriellen Charakter, bei dem umweltbedingte, genetische und psychosoziale Ursachen über komplexe Netzwerke zusammenwirken.

Die mit dem metabolischen Syndrom verbundenen Risiken sind sehr hoch. Das metabolische Syndrom ist eine Gruppe von Erkrankungen, zu denen Glukoseintoleranz, Fettleibigkeit,

Dyslipidämie (Hypertriglyceridämie, erhöhte nicht veresterte Fettsäuren (NEFA), vermindertes Cholesterin und High-Density-Lipoprotein (HDL)) und Bluthochdruck gehören. Sie kann sich je nach Kombination der verschiedenen Komponenten der Störung auf unterschiedliche Weise manifestieren und erhöht bekanntermaßen das Risiko, an Herz-Kreislauf-Erkrankungen, Typ-2-Diabetes und Krebs zu erkranken. Es ist jedoch immer noch unklar, wie sie entsteht und wie die verschiedenen Komponenten kausal miteinander verbunden sind. Verschiedene Forschungsgruppen haben den verschiedenen Aspekten besondere Aufmerksamkeit gewidmet. Die American Endocrinology Association beispielsweise betrachtet Fettleibigkeit nicht als Faktor und betont die Bedeutung der Insulinresistenz für das Syndrom. Allerdings überschneiden sich Adipositas und metabolisches Syndrom nicht vollständig, und es gibt inzwischen eindeutige Hinweise darauf, dass es eine "gutartige" Adipositas gibt. Die Adiponektinkonzentrationen im Plasma sind bei diesem stoffwechselgesunden fettleibigen Phänotyp erhöht, was gut mit der Wirkung der Adiponektin-Überexpression bei ob/ob.-Mäusen übereinstimmt, die zu einer

Vergrößerung der Fettmasse und zum Schutz vor metabolischen Komorbiditäten führt. Die ursprüngliche Definition der Weltgesundheitsorganisation betrachtete die Insulinresistenz als zentrales Merkmal des metabolischen Syndroms, während die neuere Beschreibung des National Cholesterol Education Program (NECP): Adult Treatment Panel III (ATP III) jedem Aspekt des Syndroms die gleiche Bedeutung beimisst: Glukosesensitivität, Fettleibigkeit, Bluthochdruck und Dyslipidämie.

Welsh et al. untersuchten mit einer bidirektionalen Mendelschen Randomisierungsmethode den kausalen Zusammenhang zwischen Adipositas und Entzündungen und kamen zu dem Schluss, dass ein höheres Maß an Adipositas, das sich aus der Fettmasse und den Einzelnukleotid-Polymorphismen des Adipositas-assoziierten Gens und des Melanocortin-4-Rezeptors ableitet, zu höheren Werten des C-reaktiven Proteins (CRP) führt, wobei es keine Hinweise auf umgekehrte Trends gibt. Obwohl diese interessante Erkenntnis noch validiert und auf andere Entzündungsmarker übertragen werden muss, ist es für die mit dem metabolischen Syndrom verbundene chronische

Entzündung sinnvoll, sich auf das Fettgewebe zu konzentrieren. Unabhängig von den Ursachen und unabhängig davon, ob der Hauptauslöser fettleibig ist oder nicht, spielt die chronische Entzündung, die das metabolische Syndrom begleitet, sowohl bei der Entstehung des Syndroms als auch bei den damit verbundenen pathophysiologischen Auswirkungen eine wichtige Rolle. In guter Übereinstimmung mit diesem Verständnis der Ereignisse wird regelmäßig getestet, ob eine Gewichtsabnahme bei fettleibigen Patienten mit einer Verringerung der Entzündungs-Biomarker bei gleichzeitigem Anstieg der Stoffwechselparameter, d. h. der Insulinsensitivität, korreliert.

6.7. Kardiovaskuläre Erkrankungen

In den letzten Jahren wurden gängige Entzündungsmarker (wie CRP, IL-6 und TNF-alpha) für die Vorhersage von Koronarereignissen identifiziert; in dieser Hinsicht ist CRP der wichtigste Marker für Herz-Kreislauf-Erkrankungen.

Risikofaktoren: Das Vorhandensein erhöhter zirkulierender Werte von Entzündungsmarkern wie CRP, TNF-alpha und IL-6 wird mit einem erhöhten Risiko für die Entwicklung von Herz-

Kreislauf-Erkrankungen in Verbindung gebracht; einige Akute-Phase-Reaktanten können auch zur Pathogenese beitragen. Obwohl ein wiederholter Anstieg des CRP-Spiegels nur geringfügig ist, ist er ein unabhängiger Prädiktor für künftige kardiovaskuläre Ereignisse, selbst innerhalb eines normalen Bereichs. Stratifizierte CRP-Werte von < 1, 1-3 und > 3 mg/L bedeuten ein geringes, mittleres und hohes Risiko für künftige kardiovaskuläre Ereignisse. In zahlreichen Studien wurde bereits ein signifikanter Zusammenhang zwischen CRP und kardiovaskulärem Risiko festgestellt. Dieses Ergebnis wurde erstmals vor über 50 Jahren beobachtet, als erhöhte CRP-Werte nach einem Herzinfarkt als Prädiktor für eine schlechte Prognose identifiziert wurden. Später wies die European Concerted Research on Thrombosis and Angina Pectoris Disorders Study Group darauf hin, dass die CRP-Konzentrationen bei Patienten mit Koronarereignissen höher waren als bei Patienten ohne solche Ereignisse. Auch die Cholesterol and Repeated Events Trial zeigte, dass erhöhte CRP-Werte mit einem signifikanten Risiko für koronare Ereignisse nach einem Myokardinfarkt verbunden sind. Entzündungen haben sich allmählich zu einem starken Indikator für mögliche kardiovaskuläre Ereignisse entwickelt.

Darüber hinaus ist hs-CRP ein besserer Indikator für Herz-Kreislauf-Erkrankungen als andere Akute-Phase-Reaktanten, Zytokine und lösliche Adhäsionsmoleküle. Auf der Grundlage zahlreicher Studien und Beobachtungen sowie Meta-Analysen wird CRP daher als Mediator von Herz-Kreislauf-Erkrankungen angesehen, unabhängig von Alter, Rauchen, Cholesterinwerten, Blutdruck und Diabetes sowie anderen Standard-Risikofaktoren, die im klinischen Umfeld bewertet werden. Somit ist CRP einer der am besten dokumentierten Risikofaktoren für das Auftreten von Herz-Kreislauf-Erkrankungen. Einige Interventionsstudien, die sich auf die Mittelmeerdiät stützen, und andere, die einen erhöhten Verzehr von Senf- oder Sojabohnenöl, Obst, Gemüse, Nüssen und Vollkornprodukten zum Ziel haben, haben eine Verringerung der Herz-Kreislauf-Erkrankungen mit wichtigen entzündungshemmenden Auswirkungen festgestellt. Verschiedene Studien und Forschungsarbeiten haben gezeigt, dass die Aufnahme von Omega-3- und Omega-6-Fettsäuren sowie von Alpha-Linolensäure dazu beiträgt, das Auftreten von

Herz-Kreislauf-Erkrankungen und die Konzentrationen von Entzündungsmarkern zu verringern. Darüber hinaus haben weitere Studien gezeigt, dass eine Statintherapie mit einer Verringerung von Entzündungen und des Risikos für Herz-Kreislauf-Erkrankungen einhergeht.

6.8. Diabetes

Die Forschung hat gezeigt, dass subklinische systemische Entzündungen die Entwicklung von Diabetes vorhersagen, was durch erhöhte CRP- und IL-6-Werte gemessen wird[142-149]. Entzündungen können tatsächlich die Insulinsignalisierung beeinträchtigen, indem sie Proteine induzieren, die an den Insulinrezeptor binden. Diesbezüglich gibt es immer mehr Belege für die Hypothese, dass eine chronische systemische Entzündung in peripheren Geweben zu einer verminderten Insulinempfindlichkeit beiträgt.

Risikofaktoren: Mehrere Studien an gesunden Personen haben den Zusammenhang zwischen Insulinresistenz und erhöhten CRP-Werten sowie den Zytokinen IL-6 und TNF-alpha bestätigt. Darüber hinaus hat sich gezeigt, dass eine chronische

Entzündung niedrigen Grades bei Personen mit gestörter Glukosetoleranz mit Störungen des Glukosestoffwechsels zusammenhängt. TNF-alpha ist nachweislich im Fett- und Muskelgewebe fettleibiger und nichtdiabetischer insulinresistenter Personen überexprimiert, eine Überexpression, die positiv mit Insulinresistenz assoziiert ist. Ironischerweise sind die zirkulierenden TNF-alpha-Spiegel bei Typ-2-Diabetes höher als bei IFG/IGT. Darüber hinaus haben mehrere Querschnittsstudien eine Verbesserung der CRP-Werte bei Patienten mit Diabetes und eine Erhöhung von CRP, IL-6 und TNF-alpha bei IGT-Patienten gezeigt.

Darüber hinaus wurden bestimmte Kinasen wie die Isoformen der Proteinkinase C, die I-Kappa-B-Kinase-β und die c-jun-terminale Kinase bei Fettleibigkeit erhöht, und diese Kinasen werden mit einer Veränderung der Insulinsignalisierung in Verbindung gebracht, indem sie die Serinphosphorylierung von Insulinrezeptorsubstraten fördern, indem sie die Tyrosinphosphorylierung dieses Substrats unterdrücken. Darüber hinaus haben mehrere Studien gezeigt, dass ein Nährstoffüberschuss und Übergewicht mit einem erhöhten

Gehalt an freien Fettsäuren einhergehen, die sowohl eine Insulinresistenz in peripheren Geweben als auch eine Aktivierung der angeborenen Immunität verursachen können. Darüber hinaus ist es schwierig, Grenzwerte zur Bestimmung des Krankheitsrisikos festzulegen, da bei mittleren CRP-Werten ein moderates Risiko für Stoffwechselstörungen besteht. Es wurde jedoch berichtet, dass Patienten mit Diabetes und CRP-Werten > 3 mg/L ein 51 % höheres Risiko für die Gesamtmortalität und ein 44 % höheres Risiko für die kardiovaskuläre Mortalität haben als Patienten mit Diabetes und CRP < 3 mg/L vergleichbaren Alters und Geschlechts, unabhängig von klassischen Risikofaktoren wie Lipiden, Blutdruck und Blutzucker.

Kurative Therapie: Im klinischen Bereich gibt es zahlreiche therapeutische Möglichkeiten, wie z. B. die genetische, biochemische und pharmakologische Beeinflussung von Entzündungssignalwegen, die die Wirkung von Insulin verstärken, ein zentrales Problem in der Pathophysiologie des Typ-2-Diabetes. Es gibt Hinweise auf eine Hemmung der multiplen Entzündungskinase-Kaskade in Tiermodellen, die die Insulinwirkung verstärken. Arzneimitteltherapien auf der Basis von Thiazolidindionen haben entzündungshemmende Wirkungen gezeigt, die sowohl die Rolle der Adipozyten als auch der Makrophagen bei Adipositas und Typ-2-Diabetes hemmen. Zahlreiche klinische Studien haben gezeigt, dass sich die Funktion der Betazellen und die Insulinreaktion verbessern und der Blutzuckerspiegel durch den Einsatz entzündungshemmender Medikamente zur Behandlung von Typ-2-Diabetes und sogar Prä-Diabetes sinkt. Darüber hinaus haben andere Studien bei Patienten mit Typ-2-Diabetes, die Statine einnehmen, eine positive und additive Wirkung auf die Entzündungswerte gezeigt, was eine alternative Therapie für diese Krankheit darstellen könnte; es sollten jedoch Empfehlungen für die klinische Praxis hinsichtlich des richtigen Einsatzes der Statintherapie diskutiert werden, da bestimmte Studien widersprüchliche Ergebnisse in Bezug auf die Krankheit dokumentiert haben.

Die Ursache von Entzündungen bei Adipositas und die molekularen Mechanismen, die ihre Prävalenz bestimmen, sind noch nicht vollständig bekannt, aber proinflammatorische Zytokine spielen eine zentrale Rolle. Bei Adipositas sind die zirkulierenden Konzentrationen entzündlicher Zytokine höher als bei schlanken Menschen, und es wird vermutet, dass sie eine Rolle bei der Induktion der Insulinresistenz spielen. Das Fettgewebe ist bei Adipositas die Hauptquelle für proinflammatorische Zytokine; es wird hauptsächlich durch die Infiltration von Makrophagen freigesetzt, während die Adipozyten ihre Arbeit tun. Fettleibigkeit ist das Ergebnis einer Reihe von Risikofaktoren, darunter ein erhöhter Energieverbrauch und unzureichende Bewegung. Bei Patienten, die an Fettleibigkeit leiden, wie z. B. an Herz-Kreislauf-Erkrankungen, Diabetes, metabolischem Syndrom und NAFLD, lässt sich das Risiko künftiger kardiovaskulärer Ereignisse und des Todes nur sehr schwer vorhersagen. Mehrere Mechanismen, darunter antioxidative, entzündungshemmende, ballaststoffhaltige und antiöstrogene Prozesse, wurden vorgeschlagen, um die schützende Rolle bestimmter Nahrungsbestandteile, insbesondere der mediterranen Ernährung, zu erklären, die eine bedeutende klinische Änderung des Lebensstils zur Vorbeugung der Entwicklung von Stoffwechselkrankheiten darstellen könnte.

6.9. Athleten und Entzündungen und die Rolle von Antioxidantien

Auch Sportler und Trainer stellen sich diese Fragen: wie können wir unsere Gesundheit erhalten und unsere Leistung verbessern? Gibt es Ernährungsstrategien, die in Zeiten intensiver sportlicher Betätigung und bei Wettkämpfen eine gute Gesundheit fördern? Sind eine Diät oder die Einnahme von antioxidativen Nahrungsergänzungsmitteln wirksam, und wenn ja, was ist der beste Ansatz? Wissenschaftler und Kliniker sind ebenfalls an diesen Fragen interessiert, und es wurden konzertierte Anstrengungen unternommen, um die klinischen und leistungssteigernden Auswirkungen der Nahrungsergänzung und die zugrunde liegenden physiologischen Mechanismen in Labor- und Feldstudien zu ermitteln.

Diese Studie untersucht einige wichtige Aspekte der antioxidativen Supplementierung bei Ausdauersportlern, einschließlich der erhöhten Produktion freier Radikale und des daraus resultierenden oxidativen Stresses, der durch hohe Ausdauertrainingsbelastungen verursacht wird, der Auswirkung von Ausdauertraining und oxidativem Stress auf die Immunfunktion, des Einflusses eines verbesserten antioxidativen Status auf Leistung, Erholung und Anpassungsfaktoren.

6.10. Oxidativer Stress und Widerstandstraining

Ausdauersportler, die z. B. an Einzelwettkämpfen im Laufen, Radfahren, Schwimmen und Triathlon teilnehmen, absolvieren mehrere Stunden pro Woche ein aerobes Training. Das Ausdauertraining konzentriert sich auf die Nutzung von Sauerstoff in der Skelettmuskulatur, um die für diese Aktivitäten benötigte Energie bereitzustellen. Der oxidative Charakter dieses Trainings kann die Produktion hochreaktiver freier Radikale anregen, und zum Schutz der Zellen vor Schäden durch freie Radikale sind antioxidative Abwehrkräfte erforderlich. Dieses zellzerstörende Potenzial wird als oxidativer Stress bezeichnet und kann eine Entzündungsreaktion des Immunsystems auslösen, um das Gewebe vor dem Wirt zu schützen.

Es gibt deutliche Hinweise darauf, dass hochintensive oder lang anhaltende Ausdauertrainingsbelastungen die Entwicklung freier Radikale und oxidativen Stress fördern (Watson et al., 2005).

Ausdauertraining führt zu einer erhöhten Produktion von reaktiven Sauerstoffspezies (ROS) (Powers und Jackson 2008) und reaktiven Stickstoffspezies (Reid 2001; Powers und Jackson 2008). Die ROS, die in den Zellen am meisten gebildet werden, sind Superoxid und Stickstoffoxid (Powers, Jackson 2008). Während oxidativer Stress eine Entzündungsreaktion auslösen kann, können freie Radikale eine bedeutende physiologische Rolle bei der Trainingsanpassung spielen. Es wurde viel darüber diskutiert, dass eine übermäßige Zufuhr von Antioxidantien die trainingsbezogenen Anpassungen verringern kann (Gross et al. 2011). Für viele Ausdauersportler kann es schwierig sein, das richtige Gleichgewicht zwischen Pro-Oxidantien und Antioxidantien zu finden (Atalay et al. 2006; McGinley et al. 2009).

Regelmäßige körperliche Aktivität kann auch oxidativen Stress und Entzündungen verringern und die Immunfunktion verbessern (McTiernan 2008; Shanely et al. 2011). Die Dauer, die Intensität und der Schwierigkeitsgrad der körperlichen Aktivität beeinflussen diese Beziehung. Obwohl hochintensives Ausdauertraining die Aktivität antioxidativer Enzyme erhöhen und Marker für belastungsinduzierten oxidativen Stress verringern kann (Miyazaki et al. 2001), werden extrem hohe Trainingsbelastungen mit einer akuten Verringerung der antioxidativen Kapazität und einem Anstieg der Marker für oxidativen Stress in Verbindung gebracht (Neubauer et al. 2008). Diese Auswirkungen wurden auch bei Athleten nachgewiesen, die an Ultra-Ausdauerwettkämpfen wie Ultramarathons und Ironman-Triathlons teilnehmen (Knez et al. 2007; Neubauer et al. 2008; Turner et al. 2011). Im Wesentlichen müssen die Sportler ihre Trainingsbelastungen anpassen, um ein erhöhtes Risiko von Ermüdung, Krankheit oder Verletzung zu vermeiden.

Bedeutung von Antioxidantien: Antioxidantien schützen den Körper vor oxidativem Stress und verhindern so die Schädigung einer Vielzahl von Zellstrukturen, darunter Lipide, Proteine und DNA (Martin 2008). Im Allgemeinen werden Antioxidantien als körpereigene oder körperexterne Substanzen klassifiziert. Die wichtigsten endogenen Antioxidantien sind die Enzyme Superoxiddismutase, Katalase, Glutathionperoxidase und Glutathion. Exogene Antioxidantien stammen aus der Ernährung und umfassen unter anderem Vitamin E (Tocopherole und

Tocotrienole), Vitamin C (Ascorbinsäure), Coenzym q10 und Carotinoide. Diese Verbindungen haben unterschiedliche biologische Wirkungen: einige wandeln freie Radikale in weniger reaktive Substanzen um, andere binden Proteine, die die Aufnahme verringern, und wieder andere wirken als Radikalfänger (Knez et al. 2007; Powers und Jackson 2008).

In der Vorbereitung auf einen Wettkampf stellt das Ausdauertraining hohe akute und chronische Anforderungen an die physiologischen, metabolischen und energetischen Prozesse. Die Deckung des Nährstoffbedarfs kann für Sportler eine Herausforderung darstellen. Der Wettbewerb zwischen dem aktiven und dem Immunsystem um wichtige Nährstoffe während eines langen Trainings ist einer der Gründe, warum einige Sportler ein hohes Krankheitsrisiko haben. Athleten, die ihre Zufuhr von Antioxidantien über die Nahrung oder durch Nahrungsergänzungsmittel erhöhen möchten, haben viele Möglichkeiten. Nahrungsergänzungsmittel mit Antioxidantien werden in der Öffentlichkeit und im Sport zunehmend vermarktet, und es wird vielfach behauptet, dass sie die Energiequalität erhöhen, die Erholung nach dem Sport beschleunigen und die Gesundheit des Herz-Kreislauf-Systems und des Immunsystems verbessern. Die Einnahme von Nahrungsergänzungsmitteln ist bei Ausdauersportlern, die in den USA an Colleges eingeschrieben sind, weit verbreitet und liegt bei bis zu 90 % des täglichen Verbrauchs (Frioland et al. 2004).

6.11. Ausdauertraining und Symptome von Erkrankungen der Atemwege

Einer der häufigsten Gründe, warum sich Leistungssportler einer medizinischen Untersuchung unterziehen (Robinson und Milne 2002), sind Symptome der oberen Atemwege, und es gibt Hinweise darauf, dass es einen Zusammenhang zwischen der Trainingsbelastung und dem Risiko von Atemwegserkrankungen gibt (Walsh et al. 2011). Viele Sportler leiden unter wiederkehrenden Episoden der oberen Atemwege. Diese Symptome stehen im Einklang mit einer Entzündungsreaktion und wurden bis vor kurzem als Folge einer Infektion der oberen Atemwege angesehen. Dies ist jedoch nicht immer der Fall, und die Ätiologie der Atemwegsentzündung bei Ausdauersportlern ist vielfältig (Spence et al. 2007) und umfasst Infektionen, akute Entzündungen, Allergien und schlecht behandeltes Asthma.

Während mäßige sportliche Betätigung im Allgemeinen unbedenklich ist, kann ein hohes Trainingsvolumen das Risiko von Atemwegssymptomen im Vergleich zu inaktiven oder mäßig aktiven Personen erhöhen (Nieman 1994). Hochintensives, hochvolumiges oder beides Widerstandstraining, das vorübergehende Veränderungen in der Funktion der Immunzellen auslöst, kann für einen klinisch signifikanten Zeitraum erhöhter Anfälligkeit für Infektionen verantwortlich sein. Es wird davon ausgegangen, dass das Risiko von Erkrankungen der oberen Atemwege in Zeiten der Überanstrengung oder des Übertrainings und in der Nähe von Wettkämpfen am höchsten ist. Der Zeitraum erhöhter Anfälligkeit, das so genannte "Immunsuppressionsfenster" nach dem Sport, basiert auf Daten, die zeigen, dass Störungen des Immunsystems bis zu 72 Stunden nach einem Wettkampf oder hartem Training andauern können (Nieman 2007).

Akute Neutrophilie und Lymphopenie, Abnahme der Aktivität der natürlichen Killerzellen und der T-Zellen-Funktion, Abnahme des Speichel-IgA und Anstieg der proinflammatorischen Zytokine und Chemokine lassen sich wie folgt zusammenfassen (Nieman 2007). Einige Veränderungen bei den zellulären und löslichen Elementen des Immunsystems sind bereits gut belegt. Es wird angenommen, dass Katecholamine, Adrenalin, Blutfluss, Körpertemperatur und Dehydrierung zu den biologischen Regulatoren dieser Immunreaktionen gehören (Nieman 2007). Die zugrundeliegende infektiöse Ursache von Sportlern, die unter Symptomen der oberen Atemwege leiden, ist nicht immer klar definiert. Die Überzeugung, dass Entzündungen, die nicht mit einer Infektion einhergehen, bei vielen klinischen Präsentationen eine wichtige Rolle spielen, ist allgemein bekannt. In einer Studie, in der die Ätiologie von Symptomen der oberen Atemwege bei Spitzensportlern untersucht wurde, machten bakterielle Infektionen nur 5 % der Fälle aus (Reid et al. 2004), während andere Entzündungsfaktoren für 30-40 % der Symptome der oberen Atemwege verantwortlich waren. Zur Untermauerung dieses

Ergebnisses wurde im Vergleich zur Allgemeinbevölkerung bei nur 30 % der erkrankten Sportler eine virale Ätiologie mit verschiedenen Erregern festgestellt (Spence et al. 2007). Eine Reaktivierung des Epstein-Barr-Virus ist nachweislich für 22 % der Sportler mit chronischen Symptomen verantwortlich (Reid et al. 2004). Asthma und unbehandelte nicht-respiratorische und Autoimmunerkrankungen sind einige Ursachen für Erkrankungen der oberen Atemwege bei Sportlern (Spence et al., 2007). Aufgrund der hohen mechanischen Belastung der Atemwege, der Erschöpfung und der Exposition gegenüber Stoffen (Schadstoffe, Reizstoffe, Allergene), die die Atemwege schädigen können, besteht bei Sportlern auch ein erhöhtes Risiko für Atemwegsverletzungen. Diese Auswirkungen sind weitgehend auf die enormen und häufigen Luftverschiebungen zurückzuführen, die mit Ausdauertraining verbunden sind. Oxidativer Stress wurde als ein wichtiger Faktor bei schadstoffinduziertem Bronchospasmus identifiziert, aber nur wenige Studien haben die Auswirkungen dieser Stoffe auf von Sportlern verursachte Atemwegssymptome untersucht (Chimenti et al. 2009).

Die Behandlung mit Antioxidantien kann für Sportler, die ein Risiko für Atemwegserkrankungen haben, eine sinnvolle Ernährungstechnik sein.

Sportler, die sich antioxidantienreich ernähren oder antioxidative Nahrungsergänzungsmittel zu sich nehmen, können die Immunität gegen Atemwegserkrankungen verbessern, die sowohl durch Sport als auch durch Umweltverschmutzung hervorgerufen werden; es fehlt jedoch an Untersuchungen, die diese Empfehlungen bestätigen. Außerhalb der Sportkultur ist bekannt, dass Antioxidantien eine Rolle bei der Beeinflussung von Atemwegsentzündungen spielen. In einer allgemeinen Gemeinschaftsstudie mit Asthmatikern wurde die Rolle einer Ernährung mit hohem Antioxidantiengehalt mit einer antioxidantienarmen Ernährung verglichen (Wood et al. 2012). In dieser Studie führte die antioxidantienarme Ernährung zu einer Verschlechterung zweier häufig verwendeter Indikatoren für die Asthmaintensität (Prozentsatz des vorhergesagten forcierten Ausatmungsvolumens in einer Sekunde und Prozentsatz der vorhergesagten forcierten Vitalkapazität), zu einer erhöhten Konzentration des Entzündungsmarkers C-reaktives Protein im

Serum und zu einer Verkürzung der Zeit bis zur akuten Asthmaexazerbation im Vergleich zu hohen Antioxidantienwerten. In Anbetracht der Tatsache, dass Entzündungen die Ursache für eine beträchtliche Anzahl von Symptomen der oberen Atemwege bei Sportlern sind und dass eine signifikante Verringerung der Entzündung der Atemwege mit einer erhöhten Aufnahme von Antioxidantien in der Nahrung bei Nichtsportlern einhergeht, könnte es möglich sein, Sportlern einen vergleichbaren Schutz zu bieten, indem die Ernährung mit antioxidantienreichen Lebensmitteln ergänzt wird. Um diese Hypothese zu prüfen, sind weitere experimentelle Tests an Sportlern erforderlich.

6.12. Auswirkungen von Entzündungen auf Leistung, Erholung und Anpassung

Es gibt nur wenige Belege für einen Zusammenhang zwischen verminderter sportlicher Leistung und Entzündungen und Infektionen der Atemwege. Bei Eliteschwimmern wurde ein Leistungsabfall mit einer Episode von Atemwegssymptomen vor internationalen Wettkämpfen in Verbindung gebracht (Pyne et al.

2005). Ausdauerwettkämpfe wie ein Marathon, ein Ironman-Wettkampf oder ein Triathlon können Muskelschäden und eine akute Entzündungsreaktion hervorrufen, obwohl es auch einen damit verbundenen Anstieg entzündungshemmender Zytokine gibt (Suzuki et al. 2006). Das Gleichgewicht zwischen entzündlichen und entzündungshemmenden Wirkungen hängt von einer Reihe von Faktoren ab. Der Anstieg der im Skelettmuskel bei körperlicher Betätigung produzierten ROS hängt von der Intensität und Dauer der ausgeführten Aufgabe und auch von der antioxidativen Kapazität ab. Obwohl eine geringe ROS-Aktivität die Kontraktilität (in vitro) verbessert, können hohe Werte die Funktion beeinträchtigen. In mehreren Studien wurde versucht, die negativen Auswirkungen von körperlicher Betätigung durch die Einnahme von Nahrungsergänzungsmitteln mit hohem Gehalt an Antioxidantien zu verringern. Bei College-Football-Spielern wurde ein Rückgang der Kreatinin-Kinase und des 8-Hydroxy-Guanosin im Urin nach einer Supplementierung mit einer Kombination aus Antioxidantien und Aminosäuren vor der Saison festgestellt (Arent et al., 2010). Obwohl die Spieler keinen

Nutzen zeigten, könnte dies auf einen potenziellen Gewinn aus der Erholung hindeuten. Die akute Supplementierung von trainierten Radfahrern mit einem Kiefernrindenextrakt, Pycnogenol, erhöhte die Ermüdungszeit, den Gesamtsauerstoffverbrauch und die Leistung vier Stunden vor einem Belastungstest (Bentley et al. 2012). Eine andere Studie, die die Theorie des erhöhten antioxidativen Potenzials stützt, untersuchte die Wirkung einer Kirschsaft-Supplementierung auf maximale freiwillige Kontraktionen im Vergleich zu einer Placebo-Kniestreckung mit der gleichen Energie (Bowtell et al., 2010). Eine Kirschsaft-Supplementierung verbesserte die Erholung der isometrischen Kraft nach dem Training im Vergleich zu Placebo signifikant. Obwohl diese Studie nicht spezifisch für Ausdauersportler ist, stützen die Ergebnisse die Idee, dass eine erhöhte Verfügbarkeit von Antioxidantien die Zeit bis zur Ermüdung verzögern und die Muskelerholung fördern kann, wodurch die Leistung verbessert wird (Bowtell et al., 2010). Vor einer längeren Belastung (2,5 Stunden Laufen) führte der Verzehr von Blaubeeren zu einem Anstieg der Anzahl der NK-Zellen und der Konzentrationen entzündungshemmender

Zytokine im Vergleich zu einer Kontrollgruppe (McAnulty et al., 2011).

Quercetin ist eine der wenigen antioxidativen Nahrungsergänzungen, die getestet wurden und in einer Reihe von Studien einen starken Leistungsvorteil gezeigt haben; die Studien wurden jedoch meist an untrainierten Probanden durchgeführt. In einer Studie zu den Ergebnissen eines 12-Minuten-Laufbandtests wurde bei untrainierten Probanden eine signifikante Steigerung festgestellt (Nieman et al. 2010). In einer anderen Studie stiegen der durchschnittliche Sauerstoffverbrauch und die Zeit bis zur Erschöpfung nach einer siebentägigen Supplementation mit Quercetin im Vergleich zu Placebo (Davis et al. 2010), ebenfalls bei untrainierten Probanden. Es ist ungewiss, ob hochtrainierte Athleten von diesem Nutzen profitieren können.

Ein viel diskutiertes Thema im Bereich der Sporternährung ist die Frage, ob die Verwendung von Nahrungsergänzungsmitteln normale physiologische Prozesse beeinträchtigen kann. Viele Forscher argumentieren, dass die Einnahme von antioxidativen

Nahrungsergänzungsmitteln die zelluläre Signalfunktion von ROS beeinträchtigen und somit die für eine Leistungssteigerung erforderlichen Anpassungen behindern könnte (Gross et al. 2011). Die alternative Sichtweise ist, dass Nahrungsergänzungsmittel angesichts der sehr hohen Anforderungen, die mit Ausdauertraining verbunden sind, einfach die natürliche antioxidative Kapazität erhöhen und die Angst vor physiologischen Störungen überbewerten. Um diese Kontroverse zu überwinden, sind weitere Studien erforderlich.

6.13. Nahrungsquellen und Ergänzungen von Antioxidantien

Ein häufiges Problem für Sportler ist die Frage, ob sie ausreichend Nahrungsergänzungsmittel oder Antioxidantien aus ihren üblichen Nahrungsquellen zu sich nehmen müssen. Es gibt eindeutige Belege dafür, dass eine Behandlung mit einem beliebigen Antioxidans ausreicht, um durch freie Radikale verursachte oxidative Schäden zu verhindern oder um durch Sport verursachte Immunstörungen oder Entzündungen der Atemwege zu vermeiden (Nieman 2008). Für die Behandlung von Sportlern gibt es keine ausreichenden Belege für diese Frage. Bei Menschen mit Asthma ist jedoch der Gedanke aufgekommen, dass Vollwertkost oder Nahrungsergänzungsmittel mit mehreren Antioxidantien wirksamer zur Verbesserung der antioxidativen Kapazität beitragen können (Wood et al., 2012).

Eine mediterrane Ernährung ermöglicht es der Allgemeinbevölkerung, oxidativen Stress zu bekämpfen. In der ATTICA-Studie, einer umfassenden epidemiologischen Analyse von 3 000 Bewohnern städtischer und ländlicher Gebiete um die griechische Stadt Athen, wurden wichtige Zusammenhänge zwischen der Einhaltung der mediterranen Ernährung und gesundheitlichen Vorteilen festgestellt (Kontogianni et al. 2012). Eine höhere Gesamtkapazität an Antioxidantien und ein geringerer Anteil an oxidiertem Low-Density-Lipoprotein (LDL) wurden mit einer guten Befolgung dieser Diät in Verbindung gebracht. Es wird angenommen, dass die Verringerung des LDL-Cholesterins der schützenden Wirkung auf die kardiovaskuläre Gesundheit zugrunde liegt. In dieser Studie wurde auch ein Zusammenhang zwischen der mediterranen Ernährung und einer Verringerung von Entzündungs- und Gerinnungsmarkern nachgewiesen. Obwohl eine Ernährung mit einem hohen Anteil an Antioxidantien bei Patienten mit Asthma und chronischen Atemwegserkrankungen mit einer Verringerung der Entzündung der Atemwege und des Schweregrads der Erkrankung in Verbindung gebracht wird (Wood et al. 2012), gibt es einige Bedenken hinsichtlich der Wirksamkeit und sogar des Schutzes einer Supplementierung mit einem einzelnen hochdosierten Antioxidans. So haben beispielsweise Experimente mit α-Tocopherol in Kombination mit isoliertem Vitamin E im Vergleich zu Placebo während der Triathlon-Weltmeisterschaften zu einem Anstieg der Marker für oxidativen Stress geführt, was eher kontraintuitiv ist (Nieman et al., 2004). Eine Reihe von Nahrungsergänzungsmitteln mit Antioxidantien, darunter Quercetin, Blaubeeren und sogar Kirschsaft (Nieman et al. 2007, 2010; Bowtell et al. 2010; Davis et al. 2010; McAnulty et al. 2011), haben gezeigt, dass sie die Trainingsergebnisse verbessern können. Die Supplementierung mehrerer Nährstoffe kann eine sicherere Wahl sein als sehr hohe Dosen einzelner Antioxidantien oder Nährstoffe, die einen besseren antioxidativen Schutz bieten, bei geringerem potenziellen Schadensrisiko (Atalay et al. 2006).

Eine Ernährung, die reich an natürlichen Antioxidantien ist und viel Obst und Gemüse enthält, wird empfohlen.

6.14. Ultra-Wettkämpfe und Höhentraining

Ultra-Ausdauerwettkämpfe sind ein Bereich des Bewegungs- und Ausdauersports, der besondere Aufmerksamkeit für die Nahrungsergänzung mit Antioxidantien verdient. Diese Veranstaltungen ziehen eine beträchtliche Anzahl von Teilnehmern an, sowohl Amateure als auch professionelle Ausdauersportler. Der bekannteste dieser extremen Wettkämpfe ist der Ironman-Triathlon, der 4 km Schwimmen, 180 km Radfahren und einen Marathon von 42 km umfasst (Knez et al., 2007; Turner et al. 2011). Untersuchungen, bei denen die Auswirkungen von vollen und halben Ironman-Triathlons auf die Marker für oxidativen Stress analysiert wurden, ergaben, dass Ultra-Ausdauersportler in Ruhe niedrigere Werte aufwiesen als relativ inaktive Kontrollpersonen (Knez et al. 2007), dass aber die Erhöhungen nach dem Rennen eine erhebliche Entzündungsreaktion zeigten. Diese Athleten wiesen in Ruhe relativ hohe Werte an antioxidativen Enzymen in den

Erythrozyten auf, die jedoch nach dem Wettkampf abnahmen, was auf einen Mangel an antioxidativen Abwehrmechanismen schließen lässt. Die Werte des oxidativen Stresses können nach anhaltender körperlicher Aktivität über viele Tage hinweg erhöht bleiben. Neubauer et al. (2008) beobachteten bei einem Ironman-Triathlon-Wettkampf Verbesserungen bei einer Reihe von Markern für oxidativen Stress; nach dem Wettkampf dauerte es fünf Tage, bis diese Marker wieder die Ausgangswerte erreichten (Neubauer et al. 2008).

Athleten, die Antioxidantien einnehmen, haben nach einem halben oder ganzen Ironman-Triathlon möglicherweise höhere Werte an oxidativem Stress als Kontrollpersonen gleichen Alters, die relativ inaktiv sind (Knez et al. 2007). In ähnlicher Weise führte eine Vitamin-E-Supplementierung (α-Tocopherol) zwei Monate vor einem Ironman-Rennen zu einem Anstieg des oxidativen Stresses in den Markern nach dem Rennen im Vergleich zu Placebo (Nieman et al. 2004). Eine andere Studie, die die Auswirkungen von Ultramarathonschwimmen auf den oxidativen Stress analysierte (Kabasakalis et al. 2011), fand keinen signifikanten Unterschied zwischen den Markern für oxidativen

Stress vor und nach dem Rennen, was möglicherweise auf die geringe Intensität dieser Aktivität im Vergleich zu anderen Sportarten mit einer höheren durchschnittlichen VO2-Spitze zurückzuführen ist. Eine andere Studie, die die oxidativen Stressoren als Reaktion auf die Trainingsaktivitäten von Schwimmern analysierte, ergab, dass Saftpräparate auf Flavonoidbasis vor und nach dem Training den oxidativen Stress nach dem Training nicht verringerten, obwohl die Raten des oxidativen Stresses im Vergleich zu inaktiven Kontrollen höher waren (Knab et al. 2013). Die Auswirkungen des Höhentrainings erfordern besondere Aufmerksamkeit, da die Exposition in der Höhe die Produktion von oxidativem Stress unabhängig von der Dauer oder Menge der Übung erhöhen kann (Bakonyi und Radak 2004; Pialoux et al. 2009a, b). Daher scheint es möglich, dass während dieser Zeit des erhöhten oxidativen Stresses eine erhöhte Zufuhr von Antioxidantien die Gesundheit und möglicherweise auch die Leistungsfähigkeit verbessern kann. Die Studien wurden nach der Methode der Höhenexposition "viel Schlaf, wenig Bewegung" durchgeführt. Ausdauertraining mit intermittierender Ruhehypoxie führte zu niedrigeren Werten der

Ruheplasma-Antioxidantien ohne Hypoxieexposition, während sich die Werte in der Kontrollgruppe kaum veränderten (Pialoux et al. 2009b). Die Teilnehmer an der restaurativen Hypoxie berichteten auch über einen stärkeren Anstieg der Marker für oxidativen Stress nach dem Training. Ein Training mit zusätzlicher Hypoxie führt tendenziell zu einem Anstieg der Produktion freier Radikale, wodurch die antioxidative Kapazität des Körpers erschöpft wird. Eine erhöhte Zufuhr von Antioxidantien sollte helfen, den Antioxidantienspiegel während dieser Zeit aufrechtzuerhalten. Der Verlust in der hypoxischen Population ging nach zwei Wochen der Erholung nicht auf das Ausgangsniveau zurück (Pialoux et al. 2009a), was auf eine dauerhaftere Auswirkung auf die Antioxidantienkonzentrationen hindeutet. Andere Studien haben nur einen geringen Unterschied bei den Markern für oxidativen Stress nach zwei Wochen mäßig intensiven Trainings in großer Höhe festgestellt (Subudhi et al. 2004). In dieser Studie verbesserte sich die Konzentration der oxidativen Stressoren bei längerem submaximalen Radfahren (55 % VO2 max) nicht. Der erhöhte oxidative Stress, der durch die Höhenexposition verursacht wird, könnte eine wichtige Rolle bei der Anpassung spielen, und die Abschwächung dieses Effekts durch eine antioxidative Supplementierung könnte die Anpassung möglicherweise behindern.

Antioxidantien können den möglichen oxidativen Stress, der durch hochvolumiges, hochintensives Ausdauertraining entsteht, reduzieren. Es ist jedoch keineswegs klar, ob der durch das Training ausgelöste erhöhte oxidative Stress für den Athleten tatsächlich schädlich ist. Inwieweit die erhöhte Produktion freier Radikale bei hohen Trainingsbelastungen die für die Trainingsanpassung erforderlichen Signale beeinflusst, bedarf weiterer Forschung. Um diese Fragen zu klären, sollten sich die Athleten von ihren behandelnden Ärzten in Bezug auf antioxidative Nahrungsergänzungsmittel beraten lassen, die den individuellen Bedarf in Bezug auf den allgemeinen Gesundheitszustand, die Ernährung und die Trainingsbelastung beurteilen sollten. Es hat sich gezeigt, dass eine erhöhte Zufuhr von Antioxidantien in der Ernährung den Krankheitsverlauf bei Krankheiten mit entzündlicher Ätiologie verändern kann. Diäten, die den Verzehr von Obst und/oder Gemüse (und damit einen hohen Gehalt an Antioxidantien in der Nahrung) erhöhen, haben wahrscheinlich eine Reihe unbekannter positiver biologischer Wirkungen, die nicht messbar oder beobachtbar sind. Es bedarf weiterer Forschung, um festzustellen, ob Ernährungsansätze, die behinderten Gruppen in der Allgemeinbevölkerung, z. B. solchen mit Asthma, helfen, direkt auf hart arbeitende, aber ansonsten gesunde Ausdauersportler übertragbar sind. Eine Mischkost, die reich an Antioxidantien ist, ist möglicherweise sicherer als eine Supplementierung mit Antioxidantien und bietet möglicherweise größere Vorteile. Eine erhöhte Aufnahme von Antioxidantien kann zur Aufrechterhaltung eines normalen Gleichgewichts zwischen Antioxidantien und Antioxidantien beitragen. Eine Supplementierung mit Antioxidantien kann Ausdauersportlern zugute kommen, die ein extrem hohes Trainingspensum absolvieren, in mittleren bis hohen Höhen leben und/oder trainieren oder an Ultra-Ausdauerwettkämpfen teilnehmen.

6.15. Der Leitfaden des Sportlers zur Bekämpfung von Entzündungen

Intensive sportliche Betätigung führt zur Freisetzung von Substanzen, die als freie Radikale bezeichnet werden. Freie

Radikale können Zellschäden verursachen, die Muskelfunktion beeinträchtigen und eine Entzündungsreaktion auslösen. Der Verzehr von Lebensmitteln, die reich an Antioxidantien und Omega-3-Fettsäuren sind, trägt dazu bei, die Zellmembranen vor Schäden durch diese freien Radikale zu schützen. Beide Nährstoffe tragen zur Entwicklung und Heilung von geschädigtem Gewebe bei und können die kurz- und langfristige Erholung von anstrengenden Übungen verbessern.

6.16. Lebensmittel, die Entzündungen bekämpfen

Gemüse: reich an Vitaminen und Antioxidantien wie den Vitaminen A und C, Flavonoiden und Carotinoiden ist Gemüse eine wertvolle Hilfe bei der Bekämpfung von Entzündungen. Zu den reichhaltigsten Quellen gehören Paprika, Tomaten, grünes Blattgemüse wie Grünkohl, Spinat und Mangold, Rote Bete, Pilze (auch reich an Vitamin D), Brokkoli und Süßkartoffeln.

Beeren: Untersuchungen haben gezeigt, dass Sportler, die vor und nach einem intensiven Training Beeren essen, eine Verringerung von Entzündungen und oxidativem Stress erfahren. Beeren enthalten viele Antioxidantien, darunter

Anthocyane, Vitamin C und Resveratrol. Nehmen Sie eine Vielzahl von Beeren in Ihren Speiseplan auf, z. B. Blaubeeren, Erdbeeren, Gojibeeren, Himbeeren und Brombeeren.

Eigelb: Eigelb ist reich an Vitaminen, darunter Vitamin A, C, Lutein und Zeaxanthin. Obwohl Eiweiß-Omeletts oft fälschlicherweise für "gesünder" gehalten werden, ist es tatsächlich das Eigelb, das den Unterschied ausmacht. Bei all diesen Lebensmitteln fehlt der Verzehr des Eiweißes allein.

Vollkornprodukte: Aufgrund ihres hohen Ballaststoffgehalts können Vollkornprodukte wie Quinoa, brauner Reis und Hafer zum Schutz vor Entzündungen beitragen.

Gewürze: einige Gewürze, wie Ingwer oder Kurkuma, enthalten entzündungshemmende Stoffe. Verwenden Sie bestimmte Gewürze zusammen mit Knoblauch in Ihren Gerichten oder fügen Sie eine Prise zu Ihren Smoothies hinzu.

Samen: Samen wie Leinsamen und Chiasamen sind reich an Ballaststoffen und Omega-3-Fettsäuren. Sonnenblumenkerne sind ebenfalls reich an Vitamin E und essentiellen Fettsäuren.

Walnüsse: Walnüsse sind reich an Antioxidantien wie Vitamin E und entzündungshemmenden Fettsäuren wie Omega-3 und sollten bei der Bekämpfung von Entzündungen nicht fehlen. Mandeln, Cashews und Pistazien sollten ebenfalls verzehrt werden.

Fettige Fische: Fettige Fische wie Lachs, Makrele, Hering, Sardinen und Weißer Thunfisch sind reich an Omega-3-Fettsäuren. Es ist zwar ratsam, sie über die Ernährung zu sich zu nehmen, aber wenn Sie nicht genug von diesen Omega-3-reichen Lebensmitteln essen, müssen Sie ein zusätzliches Präparat einnehmen, wobei Sie darauf achten sollten, dass Sie ein sicheres und zugelassenes Präparat verwenden. Achten Sie auf den Hinweis "NSF Certified for Sport" und fragen Sie einen Ernährungsberater, bevor Sie ein neues Präparat einnehmen.

Kirschsaft: Kirschen sind extrem reich an Antioxidantien. Konzentrierter Kirschsaft wirkt nachweislich entzündungshemmend.

Zitrusfrüchte: Zitrusfrüchte sind reich an Eiweiß, Flavonoiden und Vitamin C und können helfen, Entzündungen zu bekämpfen und das Immunsystem zu stärken. Nehmen Sie mehr Zitrusfrüchte wie Orangen, Zitronen, Limetten und Grapefruits in Ihre Ernährung auf.

Avocados: Diese "Früchte" haben eine entzündungshemmende Wirkung und sind reich an einfach ungesättigten Fetten, Vitamin E und C sowie Ballaststoffen. Sie sind ein hervorragender Ersatz für Aufstriche mit hohem Anteil an gesättigten Fettsäuren, wie Mayonnaise oder Butter, auf Brot und Sandwiches.

6.17. Zu vermeidende Lebensmittel

Raffinierte Stärken wie Nudeln, Weißbrot und Reis verwandeln sich während des Verdauungsprozesses schnell in Zucker, der wiederum Entzündungen hervorrufen kann, insbesondere wenn er in großen Mengen verzehrt wird. Entzündungen können auch durch übermäßige Mengen an zugesetzten Zuckern wie Glukose, Fruktose, Melasse, Fruchtsaftkonzentrat, um nur einige zu nennen, verursacht werden. Nehmen Sie frittierte und konservierte Lebensmittel in Maßen zu sich, insbesondere Süßigkeiten, Cracker, Kekse und Müsli. Wenn die ersten beiden Zutaten, die Sie auf der Verpackung lesen, Zucker und Mehl sind, lassen Sie die Finger davon und suchen Sie nach einer besseren Alternative.

Außerdem **kann eine hohe Aufnahme von Transfettsäuren und gesättigten Fetten Entzündungen verursachen**. Halten Sie den Verzehr von rotem Fleisch und verarbeiteten Fleischprodukten unter Kontrolle, da sie einen hohen Anteil an gesättigten Fetten haben. Hydrierte und "teilweise hydrierte" Fette (Transfette) sind am häufigsten in frittierten Lebensmitteln, Snacks und Süßigkeiten wie Gebäck, Keksen, Süßigkeiten und Crackern enthalten. Auch hier gilt: lesen Sie die Zutatenliste. Wenn die Zutat "teilweise hydriert" aufgeführt ist, sollten Sie sie meiden.

Alkohol in Maßen zu konsumieren, insbesondere Rotwein wegen seines Gehalts an Antioxidantien, kann eine gute Sache sein. Aber wenn man weit über das Stadium der "Mäßigung" hinausgeht (d. h. nicht mehr als ein Glas pro Mahlzeit), kann das dem Körper sogar mehr schaden als nützen.

6.18. Tipps für die Essensplanung

Die Ergänzung der oben beschriebenen Lebensmittel kann zur Bekämpfung von Entzündungen beitragen. Hier sind einige einfache Ideen/Rezepte, die Ihnen helfen werden, sie in einen Ernährungsplan einzubauen.

Frühstück: Zitrusfruchtsaft, da Orangen und Zitrusfrüchte im Allgemeinen reich an Antioxidantien sind. Sie können auch ein Omelett oder Pfannkuchen zubereiten. Eier enthalten nämlich Cholin, eine Aminosäure, die die Ansammlung von Fett in der Leber verhindert.

Mittag- und Abendessen: Gegrillter oder gedünsteter Fisch wie Makrele, Thunfisch und Sardinen, die blauen Fische, die reich an Omega 3 sind. Reichlich grünes Blattgemüse wie Brokkoli oder Kohl, aber auch Spinat und Sellerie, die Antioxidantien und Karotten reich an Vitaminen und Mineralien enthalten. Zum

Würzen, vergessen Sie nicht Olivenöl und Kurkuma, die die Fähigkeit, freie Radikale zu blockieren hat.

Snacks: Genießen Sie frisches Obst wie Bananen, Ananas, Heidelbeeren, Äpfel und Trockenfrüchte, insbesondere Nüsse und Mandeln. Dippen Sie Apfelscheiben in Erdnussbutter oder Mandelbutter. Probieren Sie auch ein Glas Kirschsaft, und lassen Sie sich ein Glas grünen Tee nicht entgehen.

6.19. Verringerung von Entzündungen und Förderung der Erholung bei Sportlern

Wussten Sie, dass Entzündungen ein normaler Bestandteil des Trainings sind? Entzündungen treten nach hartem Training auf natürliche Weise auf, um den Sportlern zu helfen, ihre Muskeln zu heilen, und die Sportler können sich verbessern und an anspruchsvollere Trainingseinheiten anpassen, wenn sie weiter trainieren. Es ist sehr wichtig, dass Sie gut schlafen! Eine übermäßige Entzündung kann jedoch durch zu hartes Training, unzureichende Regenerationsnahrung, zu wenig Schlaf und ungesunde Ernährung zu einem Problem werden, das sich negativ auf die sportliche Leistung auswirkt und das

Immunsystem schwächt, so dass man dem Training oder dem Wettkampf fernbleiben muss. Viele Athleten greifen zu nichtsteroidalen Antirheumatika (NSAIDs) wie Ibuprofen, um Entzündungen und Schmerzen zu lindern. Diese Medikamente wurden jedoch mit Magenschäden in Verbindung gebracht und können möglicherweise die Trainingsanpassungen behindern, die den Athleten eine schnelle Erholung ermöglichen.

Muskelkater gehört zum täglichen Training, aber anstatt zu NSAIDs zu greifen, konzentrieren sich die folgenden gesunden Ernährungs- und Erholungsstrategien mehr auf die Erholung und die Bekämpfung von Entzündungen: Schlaf ist eine Priorität! Die Muskeln ruhen und regenerieren sich im Schlaf, und unzureichender Schlaf kann Entzündungen im Körper verstärken. Mehr Schlaf und/oder ein Nickerchen von mindestens 8 Stunden können die Leistung und die Stimmung verbessern, die Müdigkeit verringern und die Reaktions- und Konzentrationsfähigkeit verbessern.

<u>Verzichten Sie auf raffinierte Kohlenhydrate</u> wie Weißreis und Weißbrot, kohlensäurehaltige Getränke, Chips und andere verarbeitete Lebensmittel wie knusprig gebratenes Hähnchen, Chips, Pizza und Tiefkühlfruchtkuchen, die Entzündungen verursachen können.

Fügen Sie Ihrer Ernährung mehr Produkte hinzu, indem Sie mehr Obst und Gemüse essen, das Antioxidantien und entzündungshemmende Phytochemikalien enthält. Nehmen Sie entzündungshemmende Lebensmittel wie Kirschsaft, Kurkuma und Fischöl in Ihre tägliche Ernährung auf, insbesondere in Zeiten intensiven Trainings.

Erhöhen Sie Ihren Konsum gesunder Fette, indem Sie Walnüsse, Mandeln, Erdnüsse und Leinsamen als Snacks zu sich nehmen, evo-Olivenöl als Salatdressing verwenden und einige Mahlzeiten pro Woche fetten Fisch wie Thunfisch und Makrele als Eiweißquelle essen, um Entzündungen zu reduzieren.

Reduzieren oder vermeiden Sie Alkohol: Übermäßiger Alkoholkonsum kann Entzündungen verursachen und den Schlaf beeinträchtigen, was sich langfristig negativ auf die Gesundheit auswirken kann.

Nehmen Sie genügend Kalorien zu sich, um die körperliche Aktivität auszugleichen, und achten Sie darauf, dass Sie die richtige Menge an gesunden Kohlenhydraten, Proteinen und Fetten (Makronährstoffe) zu sich nehmen. Eine unzureichende Kalorienzufuhr führt zu einem Anstieg der Stresshormone, wodurch die Sportler nicht in der Lage sind, Entzündungen zu bekämpfen und sich nach einem harten Training richtig zu erholen.

Nehmen Sie sich Tage frei! Ruhetage nach einem intensiven Training sind ein wesentlicher Bestandteil einer Trainingsroutine, die den Sportlern hilft, sich zu erholen und die nächste Trainingseinheit oder den nächsten Wettkampf noch besser zu gestalten. Athleten, die das Gefühl haben, sich nicht von ihrem letzten Training/Wettkampf erholen zu können oder ihre Leistung nicht verbessern zu können, sollten mit ihrem Trainer über ihr Training sprechen und ihre Ernährung und ihren Lebensstil unter die Lupe nehmen, um zu sehen, wo sie sich verbessern können.

Ein Sporternährungsberater wird mit Ihrem aktuellen Trainingsprogramm und Ihrer Ernährung arbeiten, um Ihnen zu helfen, Ihre Ziele für den Erfolg in dieser Saison zu erreichen, indem er einen Ernährungsplan entwickelt, der Ihnen hilft, während der Saison bessere Leistungen zu erbringen und stärker zu werden.

Kapitel 7: Ernährungsbedingte Faktoren, die sich auf fettleibigkeitsbedingte Entzündungen auswirken

Die Ernährung ist ein Schlüsselfaktor bei der Steuerung der Immunreaktionen. Es gibt deutliche Hinweise darauf, dass sich eine Fehlernährung auf die Wirksamkeit des Immunsystems auswirkt, da ein Mangel an bestimmten Nährstoffen die Fähigkeit, mit Krankheitserregern fertig zu werden, verringern kann. Andererseits führt Überernährung, wie wir gesehen haben, zu einer Prädisposition für entzündliche Störungen und Stoffwechselkrankheiten. Eine optimale Ernährung ist daher notwendig für ein gesundes Immungleichgewicht.

7.1. Kohlenhydrate

Kohlenhydrate sind eine wichtige Energiequelle in der Ernährung und können mit GI- und GL-Werten gemessen werden. Der GI ist eine Klassifizierung von Lebensmitteln auf der Grundlage ihrer postprandialen Reaktion auf den Blutzuckerspiegel und eine Berechnung der Kohlenhydratqualität. Die GL ist eine Messgröße, die sowohl die

Menge als auch die Stärke der Kohlenhydrate in der Nahrung misst. Wichtige Querschnittsstudien haben einen Zusammenhang zwischen der GL und entzündlichen Zytokinen in der Ernährung gezeigt. In der Women's Health Research-Studie (n=13.187, > 45 Jahre) waren hohe Quintile der GL und des GI in der Ernährung signifikant mit hohen Blutspiegeln des C-reaktiven Proteins (CRP) korreliert. In ähnlicher Weise war in einer niederländischen Studie (n=974, 42-87 Jahre) das höchste Quintil der ernährungsbedingten GL und GL positiv mit dem CRP-Blutspiegel korreliert (p<0,05). Darüber hinaus wurde in der Gesundheitsbefragung von Krankenschwestern (n=902, 30-55 Jahre) und in der Follow-up-Befragung von Angehörigen der Gesundheitsberufe (n=532, 40-75 Jahre) festgestellt, dass eine Ernährung mit hohem GI- oder GL-Gehalt signifikant mit niedrigen Adiponektinspiegeln im Plasma verbunden war (p<0,05). Hohe CRP-Werte und niedrige Adiponektin-Werte im Blut werden als niedriggradige entzündliche Störung in Verbindung mit Fettleibigkeit charakterisiert. Ironischerweise zeigten randomisierte klinische Studien zu entzündlichen Zytokinen (CRP, TNF-α und IL-6) keinen Zusammenhang zwischen einer Ernährung mit hohem GI und GL. Eine 30-prozentige Energierestriktion bei hohem GI führte jedoch bei gesunden übergewichtigen Erwachsenen (n=34, 24-42 Jahre) zu einem Rückgang der CRP-Konzentration im Serum. In mehreren detaillierten Studien wurde eine positive Korrelation zwischen einer Ernährung mit hohem GI/GL-Gehalt und Entzündungsmarkern festgestellt; Interventionsstudien konnten diesen Zusammenhang jedoch nicht überzeugend belegen.

7.2. Fette in der Ernährung

Eine fettreiche Ernährung führt zu einer übermäßigen Anhäufung von Körperfett, was das Immunsystem beeinträchtigt. Verschiedene Fettsäuren, darunter mehrfach ungesättigte (PUFA), gesättigte und trans-Fettsäuren, wurden auf ihre Auswirkungen auf Entzündungszustände untersucht. Joffe et al. untersuchten kürzlich die Auswirkungen von Nahrungsfettsäuren auf die Genexpression und die Entwicklung von TNFα und IIL-6.

Die Omega-6- (n-6) und Omega-3- (n-3) PUFA-Familien sind Vorläufer von Eicosanoiden, die eine wichtige Rolle bei der

Immunantwort spielen. In Querschnittsstudien wurde die entzündungshemmende Wirkung von n-3-PUFAs (Eicosatetraensäure [EPA] und Docosahexaensäure [DHA]) festgestellt. Die Nurses' Health Study I (n=727, im Alter von 43-69 Jahren) und die Attica Survey (n=3.042, im Alter von 18-89 Jahren) ergaben, dass der Verzehr von n-3-Fettsäuren oder Fisch entzündliche Biomarker (CRP, IL-6 und TNF-α) umkehrte (p<0,05). In einer Interventionsstudie (n=30, Durchschnittsalter 60 Jahre) wurde ebenfalls berichtet, dass eine Fischölsupplementierung (14 g/Tag Fischöl über fünf Wochen) bei gesunden postmenopausalen Frauen die Blutspiegel von CRP und IL-6 senkte.

Trans- und gesättigte Fettsäuren: Beobachtungs- und Interventionsstudien weisen auf einen eindeutigen Zusammenhang zwischen trans- und gesättigten Fettsäuren und der Immunantwort hin. Laut der Nurses' Health Research I Cohort (n=730, 43-69 Jahre) war das höchste Quintil der trans-FA-Aufnahme im Vergleich zum niedrigsten Quintil mit erhöhten CRP eIL-6-Werten verbunden. In einer randomisierten Crossover-Studie (n=50) führte der Ersatz von trans-Fettsäuren (8 %) durch

146

eine fettreiche Ernährung (39 % Fett) zu einem deutlichen Anstieg der CRP- und IL-6-Werte im Blut (p<0,05). In ähnlicher Weise erhöhte der Ersatz von trans-Fettsäuren (<7 %) durch eine Standarddiät (30 % Fett) den IL-6-Spiegel (sowie den TNF-α-Spiegel, nicht aber den CRP-Spiegel) bei Personen mit leichter Hypercholesterinämie.

7.3. Gemüse, Obst und andere Nährstoffe

Zahlreiche Studien haben eine umgekehrte Korrelation zwischen einem hohen Verzehr von Gemüse und Obst, in Kombination oder allein, und dem CRP-Wert nachgewiesen. Eine Studie über die Gesundheit von Puertoricanern in Boston (n=1.159, 45-75 Jahre) ergab ebenfalls, dass ein variabler Obstverzehr in umgekehrtem Zusammenhang mit dem CRP-Wert im Blut steht. Darüber hinaus zeigten Salas-Salvadó et al. (n=772, 55-80 Jahre) und Freese et al. (n=77, 19-52 Jahre) keinen Zusammenhang zwischen einer gemüse- und obstreichen Ernährung und Entzündungsmarkern (Adiponectin, CRP, IL-6, interzelluläres Adhäsionsmolekül-1[ICAM-1], vaskuläres Zelladhäsionsmolekül-1[VCAM-1]). Morand et al. (n=24,

Durchschnittsalter 56 Jahre) stellten fest, dass eine einmalige Fruchtzufuhr (500 ml Orangensaft/d über vier Wochen) keinen Einfluss auf die CRP-, IL-6-, ICAM-1- und VCAM-1-Werte hatte.

Andere Nährstoffe: Mehrere Vitamine und Mineralstoffe haben nachweislich positive Auswirkungen auf oxidativen Stress und Immunreaktionen. Der Zusammenhang zwischen Vitaminen und Mineralstoffen und den Konzentrationen von Entzündungsmarkern (CRP, TNF-α und IL-6) wurde in Querschnitts- und Interventionsstudien durchweg nachgewiesen.

Vitamin A: Übergewichtige oder fettleibige Teilnehmer berichteten häufig über reduzierte Plasmacarotinoide aufgrund des hohen Anteils an Carotinoiden, die als fettlösliche Verbindungen im Fettgewebe vorliegen. Die Women's Health Study (n=2.895, Alter ca. 45 Jahre) berichtete über höhere Plasmakonzentrationen von α- und β-Carotin in Verbindung mit niedrigen CRP-Werten im Plasma.

Vitamin C hat im Allgemeinen positive Auswirkungen auf die Immunität. Aasheim et al. wiesen nach, dass niedrige

Plasmaspiegel von Vitamin C bei Personen mit schwerer Fettleibigkeit (62 Männer und 106 Frauen im Alter von 19-59 Jahren) in erheblichem Maße mit erhöhten CRP-Spiegeln verbunden waren. Block et al. (n=216) verabreichten stabilen Rauchern Vitamin C (515 mg/d über acht Wochen). Sie stellten fest, dass die Vitamin-C-Supplementierung den CRP-Spiegel im Blut deutlich senkte (24 %, $p<0,05$). Im Vergleich dazu bestätigten Fumeron et al.[58] (n=42, im Alter zwischen 18 und 80 Jahren), dass eine Vitamin-C-Supplementierung (750 mg/d über acht Wochen) den CRP-Blutspiegel nicht veränderte.

<u>Magnesium (Mg): Die</u> Mg-Zufuhr stand in der Women's Health Study (n=3.713, 50-79 Jahre) in umgekehrtem Verhältnis zu den dosisabhängigen Spiegeln von CRP, IL-6 und TNF-α-R2, nach Anpassung für mehrere Variablen, einschließlich Ballaststoffe, Fett, Fleisch und Gemüse. Guerrero-Romero und Rodríguez-Morán wiesen nach, dass niedrige Mg-Serumspiegel bei nicht-diabetischen, nicht-hypertensiven fettleibigen Probanden (n=371) unabhängig voneinander mit erhöhtem CRP zusammenhingen.

Flavonoide: Flavonoide sind eine Unterklasse der polyphenolischen biologischen Verbindungen und kommen in Gemüse, Nüssen, Gewürzen, Schokolade, Tee und Rotwein vor. Mehrere Interventionsstudien haben die starken antioxidativen Eigenschaften von Flavonoiden nachgewiesen; ihre entzündungs- und immunregulatorischen Wirkungen sind jedoch weniger klar. In der Nurses' Health Study (n=2.115, 43-70 Jahre) wurde festgestellt, dass niedrige Werte entzündungsfördernder Biomarker (IL-18 und sVCAM-1) mit einer Ernährung korrelierten, die reich an Flavonoiden (Flavone, Flavanone und vollständige Flavonoide) war. Kürzlich bestätigte das Landwirtschaftsministerium der Vereinigten Staaten (USDA, 2006) (n=8.335, Alter ca. 19 Jahre), dass eine hohe Nahrungsaufnahme von Flavonoiden umgekehrt mit der CRP-Konzentration im Plasma verbunden war (p<0,05). Eine randomisierte, parallel kontrollierte Studie (n=120, 40-74 Jahre) ergab, dass eine Supplementierung mit Heidelbeersaft (300 ml/Tag über drei Wochen) die Plasmaspiegel proinflammatorischer Zytokine (TNF-α, IL-6 und IL-8, ohne Veränderung des CRP) senkte. Karlsen et al. berichteten kürzlich, dass die Einnahme von Heidelbeersaft (330 ml/Tag über vier Wochen) die Plasmaspiegel pro-inflammatorischer Zytokine (TNF-α, IL-6 und IL-15) und des CRP bei Personen mit CVD-Risiko (n=62, 34-68 Jahre alt) signifikant senkte. Im Gegensatz dazu wurde in einer doppelblinden, placebokontrollierten Crossover-Studie (n=14, 35-53 Jahre) festgestellt, dass eine vierwöchige Supplementierung mit Sanddornflavanolextrakt die CRP-Werte nicht senkte (p<0,05).

7.4. Phytoöstrogene, Probiotika und Präbiotika

Phytoöstrogene sind Verbindungen pflanzlichen Ursprungs, die in einer Vielzahl von Lebensmitteln, Bohnen, Nüssen und Getreide vorkommen. Es wird angenommen, dass Phytoöstrogene entzündungshemmende Eigenschaften haben. In einer randomisierten kontrollierten Studie führte eine Diät mit Nudeln, die von Natur aus mit Isoflavonen und Aglykonen angereichert waren (33 mg/d), zu einer signifikanten Senkung der CRP-Konzentrationen im Plasma. Als die Probanden zu einer konventionellen Ernährung zurückkehrten (n=62, Durchschnittsalter 58,2 Jahre), stiegen die CRP-Werte im Plasma wieder auf die Ausgangswerte an. In einer Studie mit gesunden Frauen nach der Menopause hatte eine sechsmonatige Supplementierung mit Soja-Isoflavonen (Genistein in einer Dosierung von 54 oder 40 mg/Tag) keinen Einfluss auf die CRP-Werte (n=30, 50-60 Jahre alt, und n=80, Durchschnittsalter 49,5 Jahre). Auch in einer Studie mit adipösen postmenopausalen Frauen hatte eine sechsmonatige Supplementierung mit Soja-Isoflavonen keinen Einfluss auf die CRP-Konzentrationen im Plasma (n=50, Durchschnittsalter 58 Jahre). Es gibt Studien, denen zufolge eine Phytoöstrogen-Supplementierung positive Auswirkungen auf Entzündungsmarker hat, aber die Ergebnisse sind widersprüchlich.

<u>Probiotika</u> sind lebende Mikroorganismen, die sich positiv auf die Gesundheit ihres Wirts auswirken. Oral eingenommene probiotische Bakterien können das Immunsystem modulieren; verschiedene probiotische Stämme können jedoch unterschiedliche immunmodulatorische Wirkungen haben. In einer randomisierten, doppelblinden, placebokontrollierten Studie an gesunden Probanden (n=30, 23-43 Jahre alt) hatte die Kombination von Lactobacillus gasseri und Lactobacillus coryniformis mit Staphylococcus thermophilus keinen Einfluss auf die Serumkonzentrationen von TNF-α oder IL-12. Kekkonen et al. führten Vergleiche mit L. Bifidobacterium ssp animalis durch. Rhamnosus lactis Bb12 und Propionibacterium freudenreichii ssp. Shermanii JS drei Wochen lang bei gesunden Probanden (n=81, Alter 23-58 Jahre). Es wurden keine Auswirkungen auf die Serumspiegel von TNF-α, IL-6, IL-10 oder IFN-ÿ festgestellt, aber eine Verringerung der CRP-Werte in der L. rhamnosus-Gruppe. Obwohl Probiotika nachweislich positive Auswirkungen auf Entzündungsmarker haben, sind weitere Studien erforderlich, um zu definitiven Ergebnissen zu gelangen.

Präbiotika sind nicht verdauliche Nahrungsbestandteile, die einen gesundheitlichen Nutzen für den Wirt haben, der mit der Regulierung der Mikrobiota im Darm zusammenhängt. Die mRNA-Expression von IL-6 ging bei älteren Menschen (n=19, Durchschnittsalter 85 Jahre) mit einer Supplementierung von Oligofruktose, einer gängigen Form von Präbiotika, zurück (8 g/Tag über drei Wochen). Im Gegensatz dazu hatte eine Oligofruktose-Supplementierung (1,95-3,9 g/Tag über 12 Wochen) keinen Einfluss auf die Plasmaspiegel von IL-6 oder TNF-α bei schlecht ernährten älteren Menschen (Durchschnittsalter 70 Jahre). Obwohl einige Beobachtungsstudien einen überzeugenden Zusammenhang zwischen präbiotischer Nahrungsergänzung und Entzündungsmarkern gezeigt haben, ist es derzeit verfrüht, diesen positiven Zusammenhang zu erkennen.

7.5. Entzündungshemmender Diätplan zur Gewichtsabnahme mit 1.200 Kalorien

Die entzündungshemmende Diät besteht darin, mehr Lebensmittel zu essen, die dazu beitragen, die Entzündung im Körper zu verringern, und gleichzeitig die Lebensmittel zu reduzieren, die die Entzündung eher verstärken, und so Entzündungen zu bekämpfen. Zu dieser Ernährung gehören farbenfrohes Obst und Gemüse, ballaststoffreiche Hülsenfrüchte und Vollkorngetreide, gesunde Fette (z. B. aus fettem Fisch und Lachs, Nüssen und Olivenöl) sowie Kräuter, Gewürze und Tees, die reich an Antioxidantien sind, während verarbeitete Lebensmittel mit ungesunden Transfetten, raffinierten

Kohlenhydraten (wie Weißmehl und zugesetztem Zucker) und zu viel Natrium auf ein Minimum reduziert werden.

In diesem 1.200-Kalorien-Plan für eine gesunde Ernährung haben die Forscher die Grundsätze der entzündungshemmenden Ernährung zusammengefasst, um eine Woche lang schmackhafte, gesunde Mahlzeiten und Snacks sowie Tipps für die Zubereitung der Mahlzeiten selbst anzubieten, damit der angestrebte Gewichtsverlust erreicht wird.

Da Entzündungen nicht nur durch die Ernährung, sondern auch durch viele andere Faktoren wie Bewegungsmangel, Stress und Schlafmangel verursacht werden können, können Sie Entzündungen auch vorbeugen, indem Sie gesunde Lebensgewohnheiten in Ihren Alltag integrieren. Eine maximale entzündungshemmende Wirkung erzielen Sie, wenn Sie diesen ausgewogenen Ernährungsplan mit täglicher körperlicher Betätigung (zweieinhalb Stunden pro Woche mit mäßiger Intensität), Übungen zum Stressabbau (z. B. Yoga, Meditation oder etwas anderes, das besser zu Ihnen passt) und einer guten Nachtruhe (mindestens 7 Stunden pro Nacht) kombinieren.

Wenn Sie aktiv daran arbeiten, Entzündungen zu minimieren, oder einfach nur nach einem ausgewogenen Ernährungsplan suchen, wird Ihnen dieser 7-Tage-Plan für entzündungshemmende Ernährung helfen.

7.6. Zubereitung von Mahlzeiten für eine Woche

Zu Beginn der Woche können Sie mit einer kleinen Mahlzeitenzubereitung den Erfolg einer gesunden Ernährung sicherstellen.

- Tag 1 -

Lebensmittel mit einem hohen Gehalt an Omega-3-Fettsäuren, wie öliger Fisch und Lachs, verringern nachweislich die Entzündungswerte. Versuchen Sie, jede Woche mindestens 170 g Fisch zu essen.

| **Frühstück** | 1 Portion Haferflocken, Heidelbeeren und Bananen; 1 Tasse grüner Tee | **287 Kalorien** |

Vormittagssnack	90 g Heidelbeeren	**31 Kalorien**
Mittagessen	1 Portion grüner Salat mit Edamame (Sojabohnen) und Roter Bete	**325 Kalorien**
Nachmittagssnack	1 griechischer Joghurt; 1 Kiwi	**117 Kalorien**
Abendessen	1 Portion Lachs in einer Walnuss-Rosmarin-Kruste; 1 Portion gebratener Kürbis und Äpfel mit getrockneten Kirschen	**442 Kalorien**
Täglich insgesamt		**1 202 Kalorien**

Eiweiß	Kohlenhydrate	Fasern	Fette	Natrium
57 g	131 g	30 g	54 g	1 520 mg

- Tag 2 -

Entzündungshemmende Wirkung: Als Antioxidans hat Vitamin C entzündungshemmende Eigenschaften, da es dazu beiträgt, gefährliche freie Radikale zu reduzieren, die Entzündungen verursachen können. Studien zeigen, dass Menschen mit einer Vitamin-C-reichen Ernährung niedrigere Werte des Entzündungsmarkers C-reaktives Protein und ein geringeres Risiko für Entzündungskrankheiten wie Gicht und Herzerkrankungen haben. Der heutige Himbeer-Kefir-Energie-Smoothie liefert 45 % des empfohlenen Tagesbedarfs an Vitamin C!

Frühstück	1 Smoothie aus Himbeeren und Kefir	**249 Kalorien**
Vormittagssnack	40 g Heidelbeeren	**28 Kalorien**
Mittagessen	1 Portion vegane Buddha Bowl	**381 Kalorien**
Nachmittagsimbiss	1/2 in Scheiben geschnittene Gurke, gewürzt mit einer Prise Salz und Pfeffer	**9 Kalorien**

Abendessen	1 Portion Blumenkohl-Kichererbsen-Salat nach indischer Art mit Curry oder Kurkuma gewürzt, 140 g Thunfischsalat	**393 Kalorien**
Abendimbiss	30 g dunkle Schokolade	**156 Kalorien**
Täglich insgesamt		**1 216 Kalorien**

Eiweiß	**Kohlenhydrate**	**Fasern**	**Fette**	**Natrium**
70 g	143 g	35 g	47 g	1 054 mg

Buddha-Bowls sind Eintopfgerichte, eine Art großer Salat, der im Wesentlichen aus 5 wohltuenden und gesunden Nährstoffen besteht und sehr einfach und in vielen Variationen zubereitet werden kann. Die 5 Grundnährstoffe sind Vollkorn oder Reis, Eiweiß aus Hülsenfrüchten, rohes oder gekochtes Gemüse, ein Dressing und Samen oder Trockenfrüchte oder Sprossen. Wir können auch frisches Obst für Buddha Bowls zum Frühstück verwenden.

Wichtig ist, die Zutaten im richtigen Verhältnis zueinander zu halten und die Saisonalität der Produkte zu beachten. Es gibt kein Einheitsrezept, aber wie gesagt, wir können sie nach unseren eigenen Vorstellungen und unserem Geschmack zubereiten. Halten Sie nach Möglichkeit folgende Proportionen ein: 70% rohes und gekochtes Gemüse, 15% Getreide, 15% Eiweiß.

Hier ist ein einfaches und leckeres Rezept:

Zutaten:

- 200 g gekochte Quinoa
- 200 g Mischgemüse (z. B. Zucchini, Karotten, Blumenkohl, Spinat)
- 120 g gekochte Bohnen (z. B. schwarze Bohnen oder Kichererbsen)
- 30 g geröstete Sonnenblumenkerne oder Sesam
- Saft von 1/2 Limette
- 2 Teelöffel Sojasauce
- 1/2 Teelöffel Honig
- 1/4 Teelöffel Knoblauchpulver
- Salz und Pfeffer nach Geschmack

Vorbereitung:

1. Das gemischte Gemüse in einem Topf in kochendem Wasser weich kochen. Abgießen und beiseite stellen.
2. Für die Sauce Limettensaft, Sojasauce, Honig,

Knoblauchpulver, Salz und Pfeffer verrühren.

3. In einer großen Schüssel die gekochte Quinoa, das gekochte Gemüse, die gekochten Bohnen und die zuvor zubereitete Soße miteinander vermischen.

4. Mit gerösteten Sonnenblumen- oder Sesamkörnern garnieren.

- Tag 3 -

Entzündungshemmender Bonus: Anthocyane sind starke antioxidative Verbindungen, die in dunkelblauem, rotem und violettem Obst und Gemüse sowie in Rotwein vorkommen. Die Forschung legt nahe, dass Anthocyane eine Rolle bei der Verringerung von Entzündungen spielen. Halten Sie gefrorene Beeren bereit, um Ihren morgendlichen Smoothies oder Haferflocken einen entzündungshemmenden Schub zu geben, damit Sie auch dann von den Vorteilen profitieren können, wenn sie gerade keine Saison habe

Frühstück	1 fettarmer griechischer Joghurt; 300 g Heidelbeeren; 30 g Walnüsse; 1 Tasse grüner Tee	**263 Kalorien**
Vormittagssnack	130 g Himbeeren	**42 Kalorien**
Mittagessen	1 Portion vegane Buddha Bowl	**381 Kalorien**
Nachmittagssnack	2 Esslöffel Tahina-Ingwer-Kurkuma-Sauce	**117 Kalorien**
Abendessen	1 Portion gehackter Salat mit Lachs und cremigem Knoblauchdressing	**409 Kalorien**
Täglich insgesamt		**1 212 Kalorien**

Eiweiß	Kohlenhydrate	Fasern	Fette	Natrium
77 g	97 g	28 g	63 g	813 mg

Um es mit Kurkuma und Ingwer zu würzen, gehen Sie wie folgt vor:

Zutaten:

* 2 Esslöffel Tahina

Tahina ist eine für die Küche des Nahen Ostens typische Creme auf Sesambasis, die in der Türkei und in Griechenland beliebt ist. Sie eignet sich besonders als Würze für Hummus und Sandwiches, aber auch zum Anrichten von Salaten und Gemüse. Für die Zubereitung von Tahina werden nur Sesamsamen und Sesamöl benötigt. Für die Zubereitung muss man die Sesamsamen in einer beschichteten Pfanne rösten und dann, sobald sie abgekühlt sind, in einem Mixer mit Öl und ggf. Salz pürieren, bis eine cremige, homogene Masse entsteht.

* Saft von 1/2 frischen Zitrone
* 1 Teelöffel Kurkumapulver
* 1 Teelöffel geriebener Ingwer

- 1 Knoblauchzehe, gehackt

- 1/2 Teelöffel Salz

- 2 Esslöffel Wasser

- 2 Esslöffel Olivenöl

Vorbereitung:

1. Tahina, Zitronensaft, Kurkuma, Ingwer, Knoblauch und Salz in eine Schüssel geben und vermengen.

2. Wasser nach und nach hinzufügen und weiterrühren, bis die Masse glatt und homogen ist.

3. Das Olivenöl hinzufügen und umrühren, bis es gut eingearbeitet ist.

4. Die Mischung vor dem Servieren mindestens 30 Minuten lang zugedeckt im Kühlschrank stehen lassen.

Entzündungshemmender Bonus: Ein mäßiger Verzehr von dunkler Schokolade und Kakao reduziert Entzündungsmarker und verbessert die Herzgesundheit. Kakao ist reich an dem Flavonoid Quercetin, einem starken Antioxidans, das unsere Zellen schützt, und einer der Hauptbestandteile der entzündungshemmenden Ernährung ist dunkle Schokolade. Es ist ratsam, 15-20 g pro Tag nicht zu überschreiten, um nicht zu viele Kalorien zu sich zu nehmen.

Frühstück	1 Portion Kakao- und Chia-Pudding mit Himbeeren	**222 Kalorien**
Vormittagssnack	1/2 fettarmer griechischer Joghurt mit 40 g Heidelbeeren	**109 Kalorien**
Mittagessen	1 Portion vegane Buddha Bowl	**381 Kalorien**
Nachmittagssnack	1/2 in Scheiben geschnittene Gurke, gewürzt mit einer Prise Salz und einer Prise	**9 Kalorien**

	Pfeffer	
Abendessen	1 Portion gefüllte Süßkartoffel mit Hummus-Belag	**472 Kalorien**
Täglich insgesamt		**1 193 Kalorien**

Eiweiß	**Kohlenhydrate**	**Fasern**	**Fette**	**Natrium**
56 g	168 g	49 g	39 g	1 100 mg

- *Tag 5* -

Entzündungshemmender Bonus: Probiotika, wie sie in Kimchi, Joghurt, Kefir und Kombucha enthalten sind, tragen zur Darmgesundheit bei. Die Forschung zeigt, dass ein gesunder Darm unser Immunsystem stärkt, zur Erhaltung eines optimalen Gewichts beiträgt und Entzündungen reduziert. Achten Sie immer darauf, dass Sie Probiotika, unverdauliche Pflanzenfasern, die in Lebensmitteln wie Knoblauch, Zwiebeln und Vollkornprodukten enthalten sind, zu sich nehmen, denn sie sind der Treibstoff für gute Bakterien, die unsere Darmgesundheit verbessern.

Frühstück	1 Smoothie aus Himbeeren und Kefir	**249 Kalorien**
Vormittagssnack	50 g Erdbeeren; 1 Tasse grüner Tee	**18 Kalorien**
Mittagessen	1 Portion vegane Buddha Bowl	**381 Kalorien**

Nachmittagssnack	1 Esslöffel Kurkuma-Ingwer-Tahina-Sauce mit 1 geschnittenen Gurke	**58 Kalorien**
Abendessen	1 Portion koreanisches Rindfleisch (Bulgogi) mit einem Glas Rotwein; Kimchi und eine Schüssel Blumenkohlreis	**534 Kalorien**
Täglich insgesamt		**1240 Kal**

Eiweiß	**Kohlenhydrate**	**Zucker**	**Fette**	**Natrium**
57 g	112 g	28 g	53 g	1 067 mg

Bulgogi-Rezept (Koreanisches Rindfleisch)

Zutaten:

- 500 g Rinderlende, in dünne Scheiben geschnitten

- 2 Knoblauchzehen, gehackt

- 2 Frühlingszwiebeln

- 5-6 Esslöffel Sojasauce

- 2 Esslöffel brauner Zucker

- 2 Esslöffel Evo-Öl

- 2 Esslöffel Sesamöl

- 1 Teelöffel gemahlener schwarzer Pfeffer

- 2 Esslöffel Pflaumensauce

Vorbereitung:

1. In einer Schüssel Knoblauch, Frühlingszwiebeln, Sojasauce, Zucker, Sesamöl und Pfeffer vermischen.

2. Das Fleisch und die Pflaumensauce dazugeben und gut vermischen, damit das Fleisch mit der Marinade bedeckt ist.

3.   Abgedeckt mindestens 2 Stunden (besser noch über Nacht) im Kühlschrank marinieren lassen.

4.   Eine Bratpfanne oder einen Grill bei mittlerer bis hoher Hitze erhitzen. Das marinierte Fleisch hineingeben und unter häufigem Wenden ca. 2 - 3 Minuten braten, bis es gar ist.

5.   Heiß mit Reis und Gemüse servieren.

- *Tag 6* -

Entzündungshemmender Bonus: Jede Form von Arthritis, eine entzündliche Erkrankung der Gelenke, die oft mit einer Mischung aus entzündungshemmender Diät und verschreibungspflichtigen Medikamenten behandelt wird, betrifft mehr als 20 % der Erwachsenen. Die beste entzündungshemmende Diät bei Arthritis ist die Einnahme von Magnesium, das die Entzündung hemmt und zum Erhalt der Gelenkknorpel beiträgt. Viele Erwachsene, vor allem in den USA und Europa, nehmen nicht genug Magnesium zu sich. Achten Sie daher auf eine ausreichende Zufuhr von Nüssen, Hülsenfrüchten, Vollkornprodukten und Samen.

Frühstück	1 Smoothie aus Himbeeren und Kefir	**249 Kalorien**
Vormittagssnack	6 Walnüsse	**157 Kalorien**
Mittagessen	1 Portion grüner Salat mit Edamame und Roter Bete	**325 Kalorien**
Nachmittagssnack	40 g dunkle Schokolade	**78 Kalorien**
Abendessen	1 Portion Hähnchenbrust in einer Hummuskruste; 1 Portion blanchierter Brokkoli mit Knoblauch und Chili	**401 Kalorien**
Täglich insgesamt		**1 210 Kalorien**

Eiweiß	Kohlenhydrate	Obst	Fette	Natrium
73 g	94 g	28 g	63 g	1 245 mg

Rezept für Hähnchenbrust in Hummuskruste

Zutaten:

- 2 Scheiben Hühnerbrust

- 100 g Hummus

- 30 g Semmelbrösel

- 10 g gehackte frische Petersilie

- 1/2 Teelöffel edelsüßes Paprikapulver

- 1/2 Teelöffel Knoblauchpulver

- eine Prise Salz

- eine Prise frisch gemahlener schwarzer Pfeffer

- 1 Esslöffel Olivenöl

Vorbereitung:

1. Den Backofen auf 200° C vorheizen.

2. In einer Schüssel die Semmelbrösel, Petersilie, Paprika, Knoblauchpulver, Salz und Pfeffer vermischen.

3. In einer anderen Schüssel den Hummus und das Olivenöl vermischen.

Tag 7 -

Entzündungshemmende Wirkung: Eine ballaststoffreiche Ernährung hat einen niedrigeren glykämischen Index, der angibt, wie der Blutzucker durch die Nahrung beeinflusst wird. Ballaststoffe werden langsam verdaut, was uns satt hält und die Blutzuckerregulierung verbessert. Ein weiterer Vorteil: Der Verzehr von Lebensmitteln mit einem niedrigeren glykämischen Index trägt dazu bei, den Spiegel des C-reaktiven Proteins zu senken, das ein Marker für Entzündungen ist. Eine ausgewogene, entzündungshemmende Ernährung umfasst insgesamt 28 g Ballaststoffe pro Tag.

Frühstück	1 Portion Kakao- und Chia-Pudding mit Himbeeren; 1 Tasse Kurkuma-Milch	292 Kalorien
Vormittagssnack	120 g Heidelbeeren	42 Kalorien
Mittagessen	1 Sandwich mit Eiersalat und Avocado	350 Kalorien
Nachmittagssnack	15 ungesalzene Mandeln	116 Kalorien
Abendessen	1 Portion Shrimps und Spinat; 100 g gekochte Quinoa	448 Kalorien
Täglich insgesamt		1 248 Kalorien

Eiweiß	Kohlenhydrate	Obst	Fette	Natrium
62 g	128 g	32 g	55 g	1 362 mg

Rezept für Hähnchenbrust in Hummuskruste

Zutaten:

- 2 Scheiben Hühnerbrust
- 100 g Hummus
- 30 g Semmelbrösel
- 10 g gehackte frische Petersilie
- 1/2 Teelöffel edelsüßes Paprikapulver
- 1/2 Teelöffel Knoblauchpulver
- eine Prise Salz
- eine Prise frisch gemahlener schwarzer Pfeffer
- 1 Esslöffel Olivenöl

Vorbereitung:

1. Den Backofen auf 200° C vorheizen.

2. In einer Schüssel die Semmelbrösel, Petersilie, Paprika, Knoblauchpulver, Salz und Pfeffer vermischen.

3. In einer anderen Schüssel den Hummus und das Olivenöl vermischen.

4. Die Hähnchenscheiben erst in den Hummus und dann in die Paniermehlmischung tauchen.

5. Die Hähnchenscheiben auf ein mit Backpapier ausgelegtes Backblech legen.

6. 25-30 Minuten backen, bis das Hähnchen gar ist und die Kruste goldbraun ist.

7. Heiß servieren.

Kapitel 8: Der entzündungshemmende Lebensstil

Die Entzündung ist ein Abwehrmechanismus des Körpers, der bei Gewebeschäden verschiedener Art aktiviert wird, auch bei solchen, die durch schädliche Erreger wie Bakterien oder Viren verursacht werden und zu Krankheiten führen können.

Die Entzündungsreaktion besteht aus einer erhöhten Durchblutung und dem Transport von Flüssigkeiten, Proteinen und weißen Blutkörperchen zum Ort der Gewebeschädigung. Eine Entzündungsreaktion, die nur ein paar Tage andauert, wird als akute Entzündung bezeichnet, während eine längere Dauer als chronische Entzündung eingestuft wird.

Eine akute Entzündung verursacht Symptome wie Halsschmerzen oder kann durch einen Insektenstich verursacht werden, die in der Regel vorübergehend sind und verschwinden, wenn die Entzündungsreaktion abgeschlossen ist.

Es gibt jedoch einige Fälle, in denen eine Entzündung Schäden verursachen kann, wie z. B. die Zerstörung von Gewebe oder eine lang anhaltende und schädliche Entzündungsreaktion. Dies geschieht, wenn die Regulationsmechanismen der Entzündungsreaktion gestört sind oder wenn die Beseitigung des schädlichen Agens problematisch ist, wie im Falle einer allergischen Reaktion, bei der ein normalerweise harmloses Agens wie Pollen Entzündungen und Autoimmunreaktionen auslöst.

Übermäßige Entzündungen werden mit einer Reihe von Erkrankungen in Verbindung gebracht. Einige davon sind:

- Alzheimer-Krankheit
- Asthma
- Fettleibigkeit
- Chronisch obstruktive Lungenerkrankungen (Emphysem und Bronchitis)
- Chronische Schmerzen
- Typ-2-Diabetes
- Herzkrankheit
- Entzündliche Darmerkrankungen (Morbus Crohn oder Colitis ulcerosa)

- Schlaganfall

- Erkrankungen des Körpers wie rheumatoide Arthritis, Lupus oder Sklerodermie.

Der am besten geeignete Test ist die Überprüfung der Menge des C-reaktiven Proteins (hsCRP) im Blut.

Vorbeugung oder Verringerung übermäßiger Entzündungen: um Entzündungen zu verringern, werden häufig Medikamente eingenommen. Medikamente wie Ibuprofen und Aspirin können die chemischen Reaktionen des Körpers verändern, aber sie sind nicht ohne Nebenwirkungen. Die Forschung hat gezeigt, dass auch die Wahl des Lebensstils die Entzündung minimieren kann; unsere Entscheidungen können das Ausmaß der Entzündung in unserem Körper beeinflussen. Die Umstellung auf eine gesunde Ernährung und andere gesunde Lebensgewohnheiten können sich entscheidend auf die Entzündungswerte auswirken.

8.1. Wie man einen entzündungshemmenden Lebensstil führt

- Verzehr von entzündungshemmenden Lebensmitteln

- Nicht rauchen

- Reduzierung des Alkoholkonsums

- Angemessene körperliche Betätigung

- Genug Schlaf bekommen

- Stressbewältigung

- Das Körpergewicht unter Kontrolle halten

8.2 Essen zur Verringerung von Entzündungen

Alles, was wir essen, kann sich auf Entzündungen auswirken, und wenn wir die richtigen Lebensmittel essen, haben wir bessere Chancen, die Auswirkungen von Schmerzen und den Ausbruch bestimmter Krankheiten zu verringern. Etwa 60 Prozent der chronischen Krankheiten könnten mit einer gesunden, ausgewogenen Ernährung vermieden werden.

Der Verzehr der richtigen Lebensmittel kann nicht nur die Entstehung von Entzündungen eindämmen, sondern auch dazu beitragen, chronische Entzündungen zu reduzieren und zu heilen. Entzündungshemmende Ernährung: die Verringerung von Entzündungen gilt nicht für alle Menschen in gleicher Weise, da jeder Mensch einen anderen Lebensstil hat, der z. B. mit dem

Land, in dem er wohnt, und anderen Gewohnheiten zusammenhängt. Die traditionelle Mittelmeerdiät, die von einigen Mittelmeerländern beeinflusst wird, ist eines der am besten untersuchten Beispiele für eine entzündungshemmende Ernährungsweise. Menschen, die sich regelmäßig mediterran ernähren, weisen deutlich niedrigere Entzündungswerte auf als andere, weniger ausgewogene Ernährungsweisen.

Die Mittelmeerdiät schützt vor vielen chronischen Krankheiten, darunter Herz-Kreislauf-Erkrankungen, Diabetes mellitus Typ 2, Alzheimer und Parkinson sowie bestimmte Krebsarten. Die Mittelmeerdiät ist nur ein Beispiel für eine traditionelle Ernährung und scheint die am besten untersuchte traditionelle Ernährung der Welt zu sein. Die meisten traditionellen Ernährungsweisen sind gesünder als die beliebtesten "modernen" Ernährungsweisen, da sie sich auf den Verzehr von biologischen und unverarbeiteten Lebensmitteln konzentrieren, die mit der Familie und Freunden geteilt werden.

Die Mittelmeerdiät ist in der Regel (aber nicht ausschließlich) eine pflanzliche Ernährung, die reich an frischem Obst und

Gemüse, Vollkornprodukten und Hülsenfrüchten ist. Die Diät beinhaltet die Verwendung von Nüssen, Samen und Olivenöl als Fettquellen und erfordert eine mäßige Zufuhr von Fisch und Schalentieren, Eiern, weißem Fleisch und fermentierten Milchprodukten (Käse und Joghurt) sowie relativ geringe Mengen an Süßigkeiten und rotem und verarbeitetem Fleisch. Die Ernährung als Ganzes, nicht die einzelnen Bestandteile, dürfte gute Ergebnisse bringen. Die verschiedenen Komponenten wirken zusammen, um Entzündungen zu reduzieren und positive Wirkungen im Körper zu erzielen.

Zu den wichtigsten Aspekten der mediterranen Ernährung gehören:

- Relativ hohe Zufuhr von Fett (30-50 % der täglichen Gesamtkalorien) oder meist einfach ungesättigten Fettsäuren (insbesondere Olivenöl).
- Hoher Verzehr von Obst und Gemüse
- Geringer Ballaststoffverbrauch (32 g/Tag)
- Hoher Gehalt an leicht verdaulichen Kohlenhydraten (d. h. niedrige glykämische Last).

Die Mittelmeerdiät ist nur ein Beispiel für ein typisches Ernährungsmuster. Im Allgemeinen sind traditionelle Ernährungsmuster sicher und entzündungshemmend, da sie keine verarbeiteten Lebensmittel enthalten.

8.3. Mehr entzündungshemmende Lebensmittel verzehren

Es ist sehr wichtig, dass die Ernährung reichlich Gemüse und Obst enthält: eine obst- und gemüsereiche Ernährung liefert wichtige Antioxidantien und sekundäre Pflanzenstoffe mit guten entzündungshemmenden Eigenschaften; zu den sekundären Pflanzenstoffen, den so genannten sekundären Pflanzenstoffen, gehören Früchte und Gemüse mit leuchtenden Farben, meist grün, orange, schwarz, rot und violett. Die meisten von ihnen haben antioxidative Eigenschaften, die dazu beitragen können, Entzündungen zu minimieren.

- Ein gutes Ziel ist es, eine große Vielfalt an Gemüse und Obst aufzunehmen, einschließlich grünem Blattgemüse wie Spinat, Mangold, Grünkohl, Rucola, Brokkoli und Chicorée. Tomaten sind ein Muss, da sie aufgrund des

Lycopins, das ihnen ihre charakteristische rote Farbe verleiht, eine sehr wichtige Quelle für Antioxidantien sind.

- **Frisches Obst wie** Erdbeeren, Heidelbeeren, Kirschen, Brombeeren und Orangen
- **Getrocknete Früchte wie** Mandeln **und** Walnüsse
- **Fette Fische wie** Lachs, Makrele, Thunfisch **und** Sardinen.

Sehr wichtig sind auch Hülsenfrüchte wie Bohnen und Erbsen, von denen idealerweise 2 bis 4 Portionen pro Woche verzehrt werden, d. h. etwa 250 bis 300 g. Von süßem und "weichem" Gemüse wie Salat und rohem Spinat sollten 300 g pro Tag verzehrt werden. Lila und rote Beeren sind besonders reich an entzündungshemmenden Stoffen, ebenso wie Kreuzblütler wie Brokkoli, Kohl und Blumenkohl.

<u>Erhöhen Sie den Anteil an Omega-3-Fettsäuren</u>: Lebensmittel, die Omega-3-Fettsäuren enthalten, wie Kaltwasserfische (Lachs, Sardinen und Thunfisch), sind besonders gut geeignet, um Entzündungen zu reduzieren. Die in fettem Fisch reichlich vorhandenen Omega-3-Fettsäuren, Eicosapentaensäure (EPA) und Docosahexaensäure (DHA), sind stärker entzündungshemmend als Alpha-Linolensäure (ALA) (2-3

Portionen fetter Fisch wie Lachs, Makrele, Hering, Seeforelle, Sardinen und Weißer Thun pro Woche). ALA wandelt sich in EPA und dann in DHA um, aber weniger als 1 % der ursprünglichen ALA wandelt sich in physiologisch aktives EPA und DHA um. Aus diesem Grund ist ALA-reiches Leinöl nicht so wirksam wie EPA und DHA gegen Entzündungen. Fischöl enthält EPA und DHA (etwa 18 % bzw. 12 %) und ist eine gute Quelle für diese essenziellen Fettsäuren. Pflanzliche Omega-3-Quellen enthalten in der Regel ALA, aber es gibt inzwischen auch vegane Nahrungsergänzungsmittel aus Algen, die sowohl EPA als auch DHA enthalten.

Nehmen Sie frisches Fischöl in Ihre Ernährung auf. 1 g Fischöl enthält etwa 0,5 bis 1 g Omega-3-Fettsäuren, daher sollten Sie täglich 3 bis 4 g Fischöl zu sich nehmen bzw. 5 bis 6 g bei entzündlichen Behandlungen.

<u>Erhöhen Sie den Verzehr von Olivenöl:</u> Natives Olivenöl extra ist eine ausgezeichnete Wahl beim Kochen, da es nachweislich den Blutdruck, das LDL-Cholesterin und Entzündungsmarker senkt. Achten Sie auf die Öle in beliebten Salatdressings und entscheiden Sie sich, wann immer möglich, für Olivenöl. Olivenöl enthält hauptsächlich einfach ungesättigte Fettsäuren (keine Omega-3- oder -6-Fettsäuren) und ist in verschiedenen Qualitäten erhältlich: Reines" ist das am stärksten verarbeitete Öl, natives" ist mäßig verarbeitet und natives Olivenöl extra (EVO) ist minimal verarbeitet und wird wegen seines Gehalts an vielen wichtigen sekundären Pflanzenstoffen geschätzt. Gut kochen mit "frisch" und "nativ". Am besten ist es, mit EVO nicht zu kochen, da der Gehalt an sekundären Pflanzenstoffen durch Erhitzen bei mäßiger Temperatur um etwa 15-25 % sinkt, die Vorteile der einfach ungesättigten Fettsäuren aber erhalten bleiben. EVO kann nach dem Kochen hinzugefügt oder für die Zubereitung von Salatdressings verwendet werden. Rapsöl könnte eine weitere Option sein, da es ein überwiegend einfach ungesättigtes Öl ist, aber es enthält nicht so viele der vorteilhaften sekundären Pflanzenstoffe wie Olivenöl, und es gibt weniger Forschungsergebnisse, die seine entzündungshemmende Wirkung unterstützen. Einige Öle, die relativ reich an einfach ungesättigten Fettsäuren sind, sind Mandel-, Reiskleie- und

Sesamöl, aber auch sie enthalten mäßige Mengen an Omega-6-Fettsäuren.

Kokosnussöl: das Interesse am Kochen mit Kokosnussöl wächst. Kokosnussöl fördert die Durchblutung und ist daher eine Hilfe für das Herz, obwohl es widersprüchliche Meinungen gibt, da es große Mengen an gesättigten Fetten enthält. Kokosnussöl neigt dazu, das HDL-Cholesterin (das "gesunde" Cholesterin) gegenüber dem LDL-Cholesterin (dem "schlechten" Cholesterin) zu erhöhen, was auf das Vorhandensein von Laurinsäure zurückzuführen ist. Im Rahmen einer traditionellen Ernährung, bei der Kokosnussöl täglich konsumiert wird, scheint es also keinen Schaden zu verursachen. Das bedeutet, dass es wichtig ist, den Rest der Ernährung zu verstehen, nicht nur das Öl selbst. Es wird vermutet, dass Kokosnussöl im Zusammenhang mit einer ungesunden westlichen Ernährung das kardiovaskuläre Risiko erhöhen kann. Was Entzündungen betrifft, so deuten erste Tierversuche darauf hin, dass natives Kokosnussöl extra entzündungshemmende Eigenschaften haben könnte, aber endgültige Untersuchungen am Menschen stehen noch aus.

<u>Verwendung von Tee und anderen Gewürzen</u>: Gewürze wie Ingwer und Kurkuma enthalten andere wichtige entzündungshemmende Verbindungen, die in der Ernährung durch Teetrinken (grüner Tee ist ein starker Entzündungshemmer) und die Verwendung dieser Gewürze beim Kochen verbessert werden können.

8.4 Vermeiden von entzündlichen Lebensmitteln

<u>Vermeiden Sie</u> Transfettsäuren: Transfettsäuren sind entzündungsfördernd. Zu den Lebensmitteln, die Transfette, auch "gehärtete Öle" genannt, enthalten können, gehören Margarine, frittierte Lebensmittel und verarbeitete Lebensmittel, die für eine lange Haltbarkeit bestimmt sind, wie Cracker und verpackte Lebensmittel im Allgemeinen.

<u>Begrenzter Verzehr von raffinierten pflanzlichen Samenölen:</u> begrenzen Sie Samenöle (Soja-, Mais-, Sonnenblumen-, Trauben-, Baumwollsamen- und Weizenkeimöl) und verarbeitete Lebensmittel mit einem hohen Gehalt an Omega-6-Fettsäuren und wählen Sie Quellen einfach ungesättigter Fettsäuren wie

Raps- und Olivenöl aus, während Sie die Aufnahme von Lebensmitteln mit hohem Omega-3-Gehalt erhöhen.

Sie sind nur in der westlichen Ernährung sehr präsent. Omega-6-Fettsäuren sind in der herkömmlichen westlichen Ernährung reichlich vorhanden. Sie finden sich in hoher Konzentration in den oben erwähnten konventionellen Samenölen und damit in vielen verarbeiteten Lebensmitteln (Cracker, Chips, Fast Food). Die Wirkung von Omega-6-Fettsäuren auf Entzündungen und chronische Erkrankungen ist noch unklar. Jüngste Forschungsergebnisse deuten darauf hin, dass es eine übermäßige Wechselwirkung zwischen diesen Fettsäuren und den entzündungsfördernden Stoffwechselwegen des Körpers gibt. Neuere Forschungsergebnisse deuten jedoch darauf hin, dass Omega-6-Fettsäuren die Entzündung nicht direkt verstärken, sondern in Abhängigkeit von anderen Faktoren sogar entzündungshemmend wirken können. Klar ist jedoch, dass Omega-3-Fettsäuren, z. B. aus Kaltwasserfischen, eine entzündungshemmende und damit gesundheitsfördernde Wirkung haben.

Was soll man davon halten?

Es gibt Hinweise darauf, dass sich der Mensch in einer Ernährung mit einem Verhältnis von essenziellen Fettsäuren von etwa 1:1 zwischen Omega-6 und Omega-3 entwickelt hat. Die heutige westliche Ernährung liegt bei 10-25:1. Die Menschen der Antike nahmen jedoch weitaus weniger Omega-6-Fettsäuren zu sich als die herkömmlichen Fettsäuren in der westlichen Welt. Da Samenöle in den meisten verarbeiteten Lebensmitteln verwendet werden, besteht die beste Möglichkeit, die Omega-6-Aufnahme zu reduzieren, darin, die verarbeiteten Lebensmittel in der Ernährung zu verringern. Alle Omega-3- und Omega-6-Fettsäuren sind essenzielle Nährstoffe in der Ernährung, so dass ein gewisser Anteil an Omega-6-Fettsäuren notwendig ist, der jedoch begrenzt werden muss. Daher muss man sich darauf konzentrieren, die Omega-3-Fettsäuren in der Ernährung zu erhöhen und die Omega-6-Fettsäuren zu reduzieren, während alle essenziellen Fette so weit wie möglich erhalten bleiben.

<u>Reduzierung des Konsums gesättigter Fette:</u> Jüngste Erkenntnisse deuten weiterhin darauf hin, dass eine hohe

Aufnahme gesättigter Fette in der ungesunden westlichen Ernährung mit einem geringen, aber erhöhten Risiko für Herz-Kreislauf-Erkrankungen und einer geringen, aber erhöhten Entzündungsrate, insbesondere bei übergewichtigen Personen, verbunden ist. Bei der Verringerung der gesättigten Fette ist es jedoch entscheidend, den Schwerpunkt auf mehrfach und einfach ungesättigte Fette und insbesondere auf Omega-3-Fettsäuren zu legen und nicht auf Kohlenhydrate. Im Rahmen einer ganzheitlichen Ernährung führt die Aufnahme der oben genannten entzündungshemmenden Lebensmittel zu einem positiven Synergieeffekt.

<u>Regelmäßiger Verzehr von Milchprodukten</u>: Vollwertige, d. h. nicht entrahmte und nicht fermentierte Milchprodukte haben möglicherweise eine geringe Auswirkung auf den Anstieg der Entzündung, aber insgesamt scheinen Milchprodukte die Entzündung nicht wesentlich zu erhöhen. Außerdem haben fermentierte Milchprodukte wie Joghurt und Kiefer eine neutrale oder sogar positive Wirkung auf das kardiovaskuläre Risiko und die Entzündung. Der Verzehr von Milchprodukten, insbesondere von Joghurt in regelmäßigen Mengen, kann sich positiv auswirken. Um den Zuckerkonsum so gering wie möglich zu halten, sollten Sie sich für einfache, ungesüßte Sorten entscheiden.

<u>Regulierung des Verzehrs von rotem Fleisch</u>: Menschen, die generell mehr rotes Fleisch konsumieren, haben ein höheres Risiko für Diabetes, Herz-Kreislauf-Erkrankungen und verschiedene Krebsarten. Jüngste Erkenntnisse deuten jedoch darauf hin, dass der Hauptverursacher rotes Fleisch in Form von Hotdogs, Würstchen und Fertiggerichten sein könnte. Rotes Fleisch ist eine gute Quelle für Eiweiß, Eisen und andere Mikronährstoffe, kann aber gut durch Geflügel, Eier und Milchprodukte sowie pflanzliche Proteine (Hülsenfrüchte) und Getreide ersetzt werden. Wählen Sie unverarbeitete, grasgefütterte Quellen, die ein besseres Fettsäureprofil aufweisen können, wenn Sie rotes Fleisch essen, wählen Sie magere Stücke und reduzieren Sie sichtbares Fett. Der World Cancer Research Fund empfiehlt 300 bis 500 g rotes Fleisch pro Woche (drei Portionen à 160-170 g oder sechs Portionen à 80-85 g), gemessen am Kochgewicht. Vermeiden Sie verarbeitete Lebensmittel wie Speck, Salami, Hot Dogs und Würstchen.

Verzicht auf das Verkohlen: Das Verkohlen von Lebensmitteln wird mit Entzündungen in Verbindung gebracht.

Senkung des Blutzuckerspiegels: der Körper zerlegt Lebensmittel, die reich an raffinierten Kohlenhydraten sind, wie z. B. Weißmehl, Reis, Brot und raffinierten Zucker, leicht in Einfachzucker, der schnell absorbiert wird und einen starken Anstieg des Hormons Insulin verursachen kann, der Entzündungen fördert. Am besten ist es, diese Lebensmittel einzuschränken oder zu vermeiden.

Verzehr von Lebensmitteln mit niedrigem GL-Gehalt: essen Sie Lebensmittel und Mahlzeitenpläne mit niedrigem GL-Gehalt (siehe Kohlenhydratmanagement für eine bessere Gesundheit). Dazu gehören komplexe Kohlenhydrate (z. B. unverarbeitetes Vollkorngetreide, stärkehaltiges Gemüse und Obst) sowie eiweiß-, fett- und ballaststoffreiche Lebensmittel, die den Blutzuckerspiegel ausgleichen und die entzündungsfördernde Wirkung von Insulin verringern. Wenn komplexe Kohlenhydrate zusammen mit ballaststoffreichen Lebensmitteln und gesunden Ölen verzehrt werden, verzögert sich der Abbau der

Kohlenhydrate und die glykämische Gesamtbelastung wird verringert.

<u>Nehmen Sie mehr Ballaststoffe zu sich</u>: eine ballaststoffreiche Ernährung soll Entzündungen reduzieren. Ballaststoffe helfen, die Aufnahme von Kohlenhydraten zu verlangsamen, den Blutzuckerspiegel zu kontrollieren und das Sättigungsgefühl länger aufrechtzuerhalten. Die Mechanismen, durch die Ballaststoffe Entzündungen reduzieren, sind nicht vollständig bekannt, aber Ballaststoffe fördern das Recycling von Fetten im Körper und locken "saubere" Bakterien in den Darm, die sich positiv auf Entzündungsprozesse auswirken. Ballaststoffreiche Vollwertkost enthält oft mehrere wichtige sekundäre Pflanzenstoffe mit entzündungshemmenden Eigenschaften. Ziel ist es, mindestens 30 g Ballaststoffe pro Tag zu verzehren. Gewöhnen Sie sich an, die Nährwertangaben auf verpackten Lebensmitteln zu lesen, um mehr Ballaststoffe in den Produkten zu finden. Es ist jedoch besser, Ballaststoffe aus Vollkornprodukten aufzunehmen. Es kann schwierig sein, den Überblick über die Gesamtaufnahme von Ballaststoffen zu behalten, aber wenn Sie sich an eine gesunde Ernährungsweise wie die Mittelmeerdiät halten, sind Ballaststoffe in der Regel reichlich vorhanden. Die folgenden Tipps zeigen einige sichere Möglichkeiten auf, die Ballaststoffzufuhr zu erhöhen.

<u>Achten Sie auf eine ausreichende Magnesiumzufuhr</u>: Mg-Mangel wird mit verstärkten Entzündungen in Verbindung gebracht. Aufgrund schlechter Ernährung wird beispielsweise in den USA zu wenig Magnesium aufgenommen, und man schätzt, dass 60 % der Amerikaner nicht genug davon bekommen. Dunkelgrünes Gemüse ist eine reichhaltige Mg-Quelle, ebenso wie Hülsenfrüchte, Nüsse, Samen und Vollkornprodukte. Die empfohlene Tagesdosis (RDA) für Mg für die erwachsene Bevölkerung beträgt etwa 240-300 mg pro Tag. 320 bzw. 420 mg/d. Ein darüber hinausgehender Verzehr scheint keine zusätzlichen Vorteile zu bringen.

Hier finden Sie eine Referenzliste einiger Lebensmittel, die höhere Mengen an Magnesium pro 100 g enthalten:

Mangold und gekochter Spinat	80 mg
Gekochte Artischocken	80 mg
Gegrillte Zucchini	65 mg
Kürbiskerne	530 mg
Mandeln	264 mg
Cashewnüsse	260 mg
Pistazien	158 mg
Weizenkleie	550 mg
Bohnen	170 mg
Geschälte Hirse	160 mg
Getrocknete Linsen	83 mg
Perldinkel	112 mg

Venusreis	101 mg
Kichererbsen und Erbesen	60 mg
Perlgraupen	46 mg

<u>Haben Sie Geduld:</u> es dauert eine Weile, bis entzündungshemmende Lebensmittel ihre Wirkung entfalten. Versuchen Sie es mindestens sechs Wochen lang. Schließlich muss es eine natürliche Art der Ernährung werden, um langfristig sicher zu sein.

<u>Tipps für Ballaststoffe</u>: tauschen Sie Kohlenhydratquellen gegen vollwertige Kohlenhydratquellen aus, wie z. B. stärkehaltiges Gemüse, Hülsenfrüchte, Vollkornprodukte und Obst, und achten Sie dabei auf eine niedrige glykämische Last. 100 g stärkehaltiges Gemüse (Rüben, Mais, grüne Erbsen, Winterkürbis, Süßkartoffeln und Kürbis) enthalten etwa 2-4 g Ballaststoffe. Ein durchschnittlicher Apfel enthält 4 bis 5 g Ballaststoffe und etwa 3,5 g Ballaststoffe in einer durchschnittlichen Orange. Kohlenhydrate machen etwa ein Viertel des Essens aus.

Hülsenfrüchte: der Verzehr von mindestens einer Portion (100 g) Hülsenfrüchte (Bohnen und Erbsen) pro Tag kann sehr hilfreich sein, um das Ballaststoffziel zu erreichen. 100 g gekochte Linsen, Kichererbsen oder schwarze Bohnen enthalten 6 bis 9 g Ballaststoffe. Alle Bohnen sind eine gute Quelle für Ballaststoffe. Sorgen Sie für Abwechslung in Ihrer Ernährung, indem Sie sie zu Suppen hinzufügen und Bohnenpüree als Dips und Cremes verwenden (denken Sie an Hummus!). Beginnen Sie langsam, um übermäßige Blähungen zu vermeiden; der Körper wird sich mit der Zeit daran gewöhnen.

Bevorzugen Sie ganze Körner gegenüber raffinierten Körnern.
Vollkorngetreide wird nur minimal verarbeitet, so dass das ganze Korn intakt bleibt. Lebensmittel wie Hafer, brauner Reis, Quinoa, Hirse, Gerste, Buchweizen, Bulgur und Amaranth enthalten 2-4 g Ballaststoffe pro 100 g.

Binden Sie Gemüse in jede Mahlzeit ein und essen Sie es. Eine Studie ergab, dass Menschen, die vor der Hauptmahlzeit einen Salat aßen, 23 % mehr Gemüse verzehrten als diejenigen, die den Salat während der Mahlzeit aßen, und so ihre

Ballaststoffaufnahme erhöhten und ihre Kalorienaufnahme reduzierten.

8.5. Tipps für einen entzündungshemmenden Lebensstil

Bewegung reduziert nachweislich Entzündungen, und Menschen, die sich regelmäßig körperlich betätigen, weisen niedrigere Entzündungswerte auf. Zu den Leitlinien für körperliche Aktivität gehören:

- **Ein kumulatives Ziel von 150 Minuten** (30 Minuten an 5 Tagen pro Woche) **moderater aerober körperlicher Aktivität,** wie Tennis oder Walking, oder 1 Stunde 15 Minuten pro Woche intensiver körperlicher Aktivität.

- **Muskelstärkendes Training** (z. B. Hanteltraining oder Training mit Widerstandsbändern) mit mittlerer bis hoher Intensität an zwei oder mehr Tagen pro Woche.

- **Ausreichender und qualitativ hochwertiger** Schlaf: Ausreichender Schlaf ist eines der wichtigsten Elemente, um Körper und Geist gesund zu halten. Nach Angaben der Centers for Disease Control kommen etwa 35 Prozent der Erwachsenen in den USA nicht auf die optimalen sieben Stunden Schlaf pro Nacht. Menschen, die nicht genug Schlaf bekommen, häufige Unterbrechungen haben oder eine schlechte Schlafqualität aufweisen, haben ein höheres Risiko für Entzündungen und gesundheitliche Probleme wie Typ-2-Diabetes und Gewichtszunahme.

- **<u>Stressbewältigung</u>**: es gibt viele Arten von Stress, z. B. physischen (Bedrohung durch Gefahren), psychischen (Arbeits- oder Finanzstress) und emotionalen (soziale Ablehnung, Isolation oder Beziehungsstress). Stress ist Teil des Lebens und kann sich im Laufe des Lebens verändern. Bei übermäßigem Stress oder bei anhaltendem moderatem Stress, der nicht abgebaut wird, kann der Körper seine Fähigkeit verlieren, auf gesunde Weise zu reagieren, was zu einer Zunahme von Entzündungen führt, die unsere Gesundheit schädigen können. Alle oben beschriebenen Techniken - gesunde Ernährung, körperliche Betätigung und ausreichend Schlaf - verbessern die Fähigkeit des Körpers, mit Stress umzugehen. Einige Ansätze wie geistig-körperliche Strategien wie geistige Stressreduktion

(MBSR), progressive Muskelentspannung (PMR), Biofeedback, Atemübungen, Yoga und Tai-Chi können helfen.

- **<u>Gewichtsmanagement: das</u>** Entzündungsgleichgewicht im Körper wird durch mehrere Faktoren beeinflusst. Einiges deutet darauf hin, dass die Beibehaltung eines gesunden Gewichts wichtig für die Kontrolle von Entzündungen sein kann. Menschen, die fettleibig sind oder übermäßiges Bauchgewicht haben, haben ein höheres Entzündungsrisiko als andere. Insbesondere die Fettzellen (Adipozyten) im Bauchbereich entwickeln und sezernieren Stoffe, die zu Entzündungen führen können. Glücklicherweise kann schon eine kleine Gewichtsabnahme von 10 % des Körpergewichts dazu beitragen, die Entzündung zu verringern. Achten Sie auf eine gesunde Ernährung wie die Mittelmeerdiät oder eine entzündungshemmende Diät.

Jeder dieser Lebensstilfaktoren kann zur Verringerung von Entzündungen beitragen. Probieren Sie sie eine Zeit lang aus und ändern Sie einen nach dem anderen. Dies wird Ihnen helfen, Ihre

Fähigkeit zu Veränderungen zu verbessern und zu erhalten. Genauso wichtig wie die Ernährung ist es, ein Gleichgewicht in Ihrem Leben zu finden, Stress auf gesunde Weise zu bewältigen, Teil einer Gemeinschaft zu sein, Zeit im Freien zu verbringen, Sport zu treiben, ausreichend zu schlafen und vor allem Zeit mit den Menschen zu verbringen, die Sie lieben. Sie müssen sich von allen Seiten nähren: Geist, Körper, Herz und Seele.

Hinweis: die hier gegebenen Empfehlungen sind detaillierte Vorschläge für einen Ernährungsplan, der zur Verringerung von Entzündungen beitragen kann. Einzelne Personen können besondere Nahrungsmittelüberempfindlichkeiten haben, die zu Entzündungen beitragen können.

Kapitel 9: Die zu vermeidende entzündliche Ernährung zur Behandlung verschiedener entzündlicher Krankheiten

Bei der Eliminationsdiät handelt es sich um einen Ernährungsplan, bei dem ein Lebensmittel oder eine Gruppe von Lebensmitteln weggelassen wird, von denen angenommen wird, dass sie eine unerwünschte Lebensmittelreaktion hervorrufen, die oft als "Lebensmittelunverträglichkeit" bezeichnet wird. Durch den Verzicht auf bestimmte Lebensmittel über einen bestimmten Zeitraum und die anschließende Wiedereinführung dieser Lebensmittel während einer "Challenge"-Phase werden die Lebensmittel ermittelt, die die Symptome verursachen oder verschlimmern. Wir denken bei Lebensmittelreaktionen auch an eine plötzliche allergische Reaktion, wie z. B. eine anaphylaktische Reaktion beim Verzehr von Erdnüssen mit Anschwellen des Rachens.

Es gibt jedoch noch mehrere andere Möglichkeiten, wie unser Körper auf Lebensmittel reagiert, die mehr oder weniger unmittelbar sind und mit einer Immunreaktion zusammenhängen können oder auch nicht. Lebensmittelunverträglichkeiten können durch verschiedene natürliche Verbindungen in Lebensmitteln (natürliche Zucker oder Proteine) oder durch gängige Lebensmittelzusatzstoffe (wie natürliche und künstliche Farbstoffe, Konservierungsmittel, Antioxidantien und Geschmacksverstärker) ausgelöst werden, die über verschiedene Mechanismen Reaktionen im Körper auslösen können. Die genauen Mechanismen, die bei den verschiedenen Lebensmittelreaktionen eine Rolle spielen, werden immer noch diskutiert, und viele Studien können den oder die mutmaßlichen Schuldigen nicht identifizieren. Die klinische Erfahrung hat gezeigt, dass eine Eliminationsdiät eines der besten Mittel ist, um die schuldigen Lebensmittel zu identifizieren, und dass sie sehr gesund ist, solange man weiterhin eine Vielzahl von Lebensmitteln zu sich nimmt, die alle notwendigen Nährstoffe enthalten.

9.1. Symptome

Die Symptome einer Nahrungsmittelunverträglichkeit können sehr unterschiedlich sein. Sie können Magen- und

Bauchblähungen, Kopfschmerzen, Nesselsucht, Juckreiz und sogar vage Krankheitsanzeichen wie Grippe und Schmerzen, extreme Müdigkeit oder Konzentrationsprobleme umfassen. Es ist auch bekannt, dass bestimmte Lebensmittel und Lebensmittelgruppen die Symptome bei Menschen mit bestimmten Krankheiten verstärken, z. B. bei Autoimmunerkrankungen, Migräne, Reizdarmsyndrom, gastroösophagealer Refluxkrankheit (GERD) und anderen. Die Symptome und der Schweregrad sind personenspezifisch. Sie werden durch die verschiedenen in der Nahrung enthaltenen Bestandteile, den Grad der Empfindlichkeit der Person und die Menge der verzehrten Nahrung beeinflusst. Bei regelmäßigem Verzehr desselben Lebensmittels oder bei gleichzeitigem Verzehr verschiedener Lebensmittel oder bei regelmäßigem Verzehr desselben Inhaltsstoffs kann der Körper einen Schwellenwert oder kritischen Punkt erreichen, an dem die Symptome auftreten.

Natürliche Substanzen in Lebensmitteln: nur "gesunde" Lebensmittel enthalten eine Reihe verschiedener natürlich vorkommender Chemikalien, die für manche Menschen ein Problem darstellen können. Ähnliche Stoffe in verschiedenen

Lebensmitteln, wie Salicylate, Amine und Glutamat, können bei verschiedenen Menschen Symptome hervorrufen. Es würde den Rahmen dieses Buches sprengen, Informationen über die verschiedenen Kategorien natürlicher Stoffe, die Symptome verursachen können, zu geben, aber dies kann mit einem Fachmann besprochen werden, der in der Lage ist, mit Ausleitungsdiäten zu arbeiten (was nicht jeder tut).

Menschliche Variabilität: Da jeder Mensch genetisch einzigartig ist und unterschiedliche Essgewohnheiten hat, ist die Notwendigkeit einer Eliminationsdiät von Mensch zu Mensch unterschiedlich. Der effektivste Weg, um herauszufinden, welche Lebensmittel zu den Symptomen beitragen können, ist der Verzicht auf das am stärksten belastende Lebensmittel oder auf viele Lebensmittel und Substanzen insgesamt. Ein Arzt kann empfehlen, einen bestimmten Plan zu befolgen, der auf den Symptomen, der typischen Lebensmittelauswahl und dem Verlangen nach bestimmten Lebensmitteln basiert.

9.2. Die Phasen der Eliminationsdiät

Die Eliminationsdiät besteht aus vier grundlegenden Schritten:

Phase 1

Planung Sprechen Sie mit Ihrem Arzt, um herauszufinden, welche Lebensmittel Probleme verursachen können. Sie werden gebeten, eine Woche lang ein Ernährungstagebuch zu führen, in dem Sie die von Ihnen verzehrten Lebensmittel auflisten und Ihre Symptome über den Tag hinweg festhalten.

Einige wichtige Fragen, die Sie sich stellen sollten, sind nützlich:

- Welche Lebensmittel esse ich am häufigsten?
- Welche Lebensmittel möchte ich?
- Welche Lebensmittel esse ich, um mich "besser zu fühlen"?
- Auf welche Lebensmittel würde ich nur schwer verzichten können?

Manchmal scheinen dies die wichtigsten Dinge zu sein, auf die man achten und die man nicht essen sollte. Erstellen Sie eine Liste möglicher Lebensmittel.

Je nachdem, wie viele verdächtige Lebensmittel gemieden werden, kann der Umfang der Eliminationsdiät variieren. Je nach den potenziellen Übeltätern und der Wahrscheinlichkeit, dass die Diät eingehalten wird, können drei verschiedene "Stufen" des Lebensmittelausschlusses eingehalten werden. Die drei Stufen sind unten im Abschnitt über die Strategien der Eliminationsdiät aufgeführt. Zunächst einmal ist es sinnvoll, den am wenigsten restriktiven Ansatz zu wählen, um den Erfolg der Einhaltung der Einschränkungen zu optimieren. Strengere Methoden sind jedoch wirksamer, wenn es darum geht, Fälle von Nahrungsmittelunverträglichkeiten zu erkennen.

Sind Sie bereit?

Bevor Sie mit einer Eliminationsdiät beginnen, sollten Sie abwägen, ob es der richtige Zeitpunkt für diese potenziell wichtige Ernährungsumstellung ist. Stehen stressige Ereignisse oder die Reisen Ihres Lebens an? Haben Sie das Geld, den Willen und die Fähigkeit, neue Kochlisten und Menüs zu erstellen?

Haben Sie die Unterstützung von Familie und Freunden, um zu Hause, in der Universität, in Restaurants und an anderen Orten und in anderen Situationen zu essen? Es ist wichtig, die Lebensmittel auf der Liste 2-4 Wochen lang vollständig zu streichen, damit Sie, wenn Sie zufällig eines essen, wieder damit anfangen müssen. Wenn Sie beim ersten Mal Erfolg haben, wird es leichter und schneller gehen.

Phase 2

Erstellen Sie auf der Grundlage Ihrer Planung eine Liste der zu meidenden Lebensmittel und achten Sie darauf, mögliche "versteckte Produkte" zu vermeiden. Beginnen Sie mit der Eliminationsdiät und halten Sie sie ausnahmslos zwei bis vier Wochen lang durch.

Essen Sie keine Lebensmittel, die als Ganzes oder als Bestandteil von anderen Lebensmitteln ausgeschlossen sind. Wenn Sie zum

Beispiel alle Milchprodukte meiden, müssen Sie die Etiketten auf Molke, Kasein und Laktose überprüfen, um auch diese zu vermeiden. Dieser Schritt erfordert eine Menge Disziplin. Lebensmitteletiketten sind sehr wichtig. Seien Sie besonders vorsichtig, wenn Sie auswärts essen, weil Sie weniger Kontrolle darüber haben, was in Ihrem Essen enthalten ist. Wenn Sie einen Fehler machen und etwas essen, das auf der Liste steht, müssen Sie von vorne anfangen.

Die meisten Menschen bemerken, dass sich die Symptome in der ersten Woche, vor allem in den ersten Tagen, verschlimmern, bevor sie sich wieder bessern. Wenn sich die Symptome innerhalb von ein oder zwei Tagen verschlimmern, wenden Sie sich an Ihren Arzt.

Phase 3

Wenn sich die Symptome nach vierzehn Tagen nicht gebessert haben, setzen Sie die Diät bis zu vier Wochen lang fort. Wenn sich die Symptome nach 4 Wochen nicht gebessert haben, brechen Sie die Diät ab und setzen Sie den Prozess mit einer anderen Lebensmittelkombination fort.

- Sie sollten mindestens fünf Tage lang beschwerdefrei sein, bevor Sie wieder mit den Lebensmittelprüfungen beginnen. Wenn sich Ihre Symptome gebessert haben, beginnen Sie mit Lebensmitteln, die Ihr Körper verworfen hat, und "fordern" eine Mahlzeit nach der anderen heraus. - Fügen Sie alle drei Tage neue Lebensmittel hinzu, die Ihr Körper kontrolliert. Drei Tage sind notwendig, damit die Symptome Zeit haben, sich zu manifestieren. Wir empfehlen, am ersten Tag der Wiedereinführung eine kleine Menge zu essen, am zweiten Tag etwa doppelt so viel und am dritten Tag eine noch größere Portion. Beachten Sie, dass einige Lebensmittel unerlässlich sind.

- Um diese Lebensmittel zu erkennen, kann es sehr hilfreich sein, ein sorgfältiges Ernährungsprotokoll zu führen.

- Es ist wichtig, dass die Tests mit einer möglichst reinen Form des Lebensmittels durchgeführt werden. Zum Beispiel kann für den Weizentest ein reines Getreide verwendet werden, das nur Weizen enthält. Eine milchfreie Milchalternative kann verwendet werden, z. B. Reismilch oder andere Milchsorten, sofern sie nicht auf der Liste der auszuschließenden Produkte steht. Testen Sie Milch und Käse bei verschiedenen Gelegenheiten. Ähnliche Käsesorten können unterschiedlich empfindlich sein, so dass es am besten ist, sie getrennt zu testen. Joghurt, Hüttenkäse und Butter sollten im Allgemeinen nicht getrennt kontrolliert werden.

- Ernährungsprobleme müssen so systematisch wie möglich angegangen werden. Viele Lebensmittel, wie Kasein- und Molkenproteine und Milchzucker, können bei sorgfältiger Planung der Tests routinemäßig getrennt werden. Wenn Sie den Verdacht haben, dass ein bestimmter Bestandteil eines Lebensmittels der Übeltäter sein könnte, sollten Sie einen Arzt konsultieren, der Ihnen bei der Planung helfen kann. Wenn jedoch eine ganze Lebensmittelgruppe ausgeschlossen werden soll, kann es akzeptabel sein, nur die Kategorie eines oder mehrerer verschiedener Lebensmittel zu testen, nicht aber jedes einzelne Element.

- Nehmen Sie das Lebensmittel aus dem Speiseplan, sobald das Symptom wieder auftritt, notieren Sie es und tragen Sie es in die Allergieliste im Lebensmitteltagebuch ein. Wenn Sie sich über die Reaktion auf ein Lebensmittel nicht sicher sind, nehmen Sie es aus dem Speiseplan und überprüfen Sie es innerhalb von 4-5 Tagen erneut. Wenn ein Lebensmittel während der Testphase keine Symptome verursacht, ist es wahrscheinlich kein problematisches Lebensmittel und kann möglicherweise wieder in den Speiseplan aufgenommen werden. Führen Sie das Lebensmittel in dieser Phase des Programms jedoch erst wieder ein, wenn Sie die Diät und die Lebensmittelprüfungen abgeschlossen haben. Mit anderen Worten: nehmen Sie die Diät wieder auf, bevor sie beendet ist, um alle Lebensmittel zu bekämpfen, die Sie ausgeschlossen haben.

Stufe 4

Wenn Sie essen, kann Ihr Arzt Ihnen auf der Grundlage Ihrer Ergebnisse helfen, die Symptome zu vermeiden.

Einige Dinge sind zu beachten:

- Dies ist kein perfekter Test. Es kann äußerst schwierig sein, mit Sicherheit festzustellen, ob ein bestimmtes Lebensmittel die Ursache ist. Die Ergebnisse können durch viele andere Faktoren beeinflusst werden (z. B. durch einen stressigen Arbeitstag). Versuchen Sie, Ihre Ernährung während der Diät so konsequent wie möglich zu halten.

- Viele Menschen haben mehr als ein Problem mit ihrer Ernährung.

- Vergewissern Sie sich, dass Ihr Tagesbedarf ausreichend ist, und passen Sie Ihre Ernährung langfristig an. Wenn Sie zum Beispiel auf Milchprodukte verzichten, ersetzen Sie Kalzium durch andere Quellen, wie grünes Blattgemüse.

- Es kann notwendig sein, mehrere Eliminationsdiäten auszuprobieren, bevor das Ernährungsproblem erkannt wird.

- Viele Menschen vertragen diese Diät gut, aber wenn Sie mehrmals versuchen, die unverträglichen Lebensmittel einzugrenzen, kann die Liste der erlaubten Lebensmittel noch kürzer werden. Wenn dies der Fall ist und Sie feststellen, dass Sie die Lebensmittel zunehmend nicht mehr vertragen oder die Freude am Essen verlieren, sollten Sie einen Arzt aufsuchen.

- Der Zugang zu bestimmten Lebensmitteln, auf die man empfindlich reagiert, kann gelegentlich oder abwechselnd erfolgen. Wenden Sie sich gegebenenfalls an einen Angehörigen der Gesundheitsberufe, um zu erfahren, wie Sie sich auf diese Situation einstellen können.

9.3. Diätetische Strategien zur Beseitigung von Entzündungen

Stufe 1: *Einfacher (modifizierter) Verzicht auf Fleisch (oder milch- und glutenfrei)* - Dies ist die Diät mit dem geringsten Widerstand. Es gibt zwei Möglichkeiten, dies zu tun. Das betreffende Lebensmittel, Teil oder die Substanz konzentriert sich auf die Symptome und die vermeintlichen Schuldigen.

1. Wenn ein Element, eine Lebensmittelgruppe oder ein Lebensmittelzusatzstoff fehlt. Diese Diät ist am einfachsten zu befolgen, aber wenn die Symptome durch mehr als ein

Lebensmittel oder eine Lebensmittelgruppe ausgelöst werden, ist diese Diät möglicherweise nicht hilfreich. Bei einer vermuteten Laktoseallergie wäre es ideal, nur die Kategorie Milchprodukte zu meiden. Eine Alternative ist das Enzym Laktase, das das Disaccharid Laktose verdaut und als rezeptfreies Medikament verabreicht werden kann. Wenn der Laktosemangel die Symptome verschwinden lässt, kann mit Hilfe von Laktase manchmal Milch genossen werden.

2. Eliminieren Sie die beiden häufigsten Verursacher der Lebensmittelgruppe (Milch und Weizen). Die häufigsten Arten von Nahrungsproteinen, die eine Unverträglichkeit verursachen können, sind Milcheiweiß und Weizengluten.

- Ausgeschlossen sind alle Milcherzeugnisse, einschließlich Milch, Butter, Hüttenkäse, Kekse, Eiscreme und gefrorener Joghurt.
- Ausgenommen Wurst und Obst.
- Schließen Sie Gluten aus, einschließlich Weizen, Dinkel, Kamut, Hafer (glutenfrei erlaubt), Roggen, Gerste oder Malz. Diese sind Hauptbestandteile der Ernährung.

Ersetzen Sie sie durch braunen Reis, Hirse, Buchweizen, Quinoa, glutenfreies Mehl oder Kartoffel- und Tapiokaprodukte.

Stufe 2: Eliminationsdiät *mit geringer Intensität* - Bei einer Eliminationsdiät mit mittlerer Intensität werden mehrere Lebensmittel oder Lebensmittelgruppen auf einmal ausgeschlossen. Im Idealfall wird die Liste der ausgeschlossenen Lebensmittel je nach Symptomen und mutmaßlichen Verursachern individuell angepasst. Die FODMaP-arme Diät ist beispielsweise ein gutes Beispiel für Symptome im Zusammenhang mit dem Reizdarmsyndrom (IBS). Eine erfahrene medizinische Fachkraft kann Ihnen dabei helfen, potenziell schuldige Lebensmittel für Ihr Leiden oder Ihre Symptome zu identifizieren, unabhängig davon, ob Sie die detaillierten Richtlinien unten befolgen oder Ihre eigene Liste zusammenstellen.

Die vorgeschlagene mäßig intensive Eliminationsdiät schließt neben Milchprodukten und Weizen auch Fleisch, alle Hülsenfrüchte, Nüsse, verschiedene Obst- und Gemüsesorten, künstliche Süßstoffe, alle tierischen Fette, viele pflanzliche Fette, Schokolade, Kaffee, Tee, Softdrinks und Alkohol aus. Diese Diät erfordert mehr Zeit und Mühe, um die schädlichen Lebensmittel zu identifizieren. Beachten Sie, dass es teuer sein kann, die zugelassenen Lebensmittel zu kaufen.

- Verzichten Sie auf alle tierischen Proteine; ist dies jedoch nicht möglich oder erwünscht, gelten Schweine-, Geflügel- und Lammfleisch als allergiearme Lebensmittel. Wählen Sie, wann immer möglich, Bio-Produkte.
- Verzichten Sie auf Alkohol und Koffein sowie auf alles, was diese Stoffe enthalten könnte (einschließlich kohlensäurehaltiger Getränke, Erkältungspräparate und Kräutertinkturen).
- Vermeiden Sie Lebensmittel, die Hefe enthalten oder ihr übermäßiges Wachstum fördern, wie verarbeitete Lebensmittel, raffinierten Zucker, Käse, Gewürze, Erdnüsse, Essig und alkoholische Getränke;
- Vermeiden Sie natürliche Zuckerarten wie Schokolade, Kekse und verarbeitete Lebensmittel.
- Trinken Sie mindestens zwei Liter Wasser pro Tag.

<u>**Stufe 3:**</u> *Die Wenignahrungs-Diät.*

- Diese viel einfachere Diät beinhaltet den Verzehr einer begrenzten Anzahl von Lebensmitteln. Diese Diät sollte nur für einen begrenzten Zeitraum befolgt werden, bis die belastenden Lebensmittel identifiziert sind, um sicherzustellen, dass keine Nährstoffmängel vorliegen.

- Diese Diät ist definitiv die restriktivste.

- Um den Planungsprozess besser organisieren zu können, sollten Sie mit Ihrem Arzt zusammenarbeiten.

- Es handelt sich nicht um eine langfristige Diät, und um eine angemessene Ernährung zu gewährleisten, ist es notwendig, Lebensmittel, die keine Symptome verursachen, wieder einzuführen, sobald die Eliminierungsphase der Diät vorüber ist.

9.4 Einige nützliche Vorschläge

Wenn man sich die Etiketten von Lebensmitteln ansieht, kann man einige Produkte "maskieren". Wenn Sie eine Laktoseallergie haben, können Sie auch auf Apfel, Aprikose, Avocado, Banane, Karotte, Sellerie, Kirsche, Kastanie, Kokosnuss, Feige, Garnele,

Traube, Haselnuss, Kiwi, Mango, Melone, Nektarine, Papaya, Passionsfrucht, Pfirsich, Birne, Ananas, Pflaume, Kartoffel, Roggen, Schalentiere, Erdbeere, Tomate und Weizen allergisch sein.

Schlussfolgerung

Entzündungen helfen dem Körper bei der Bekämpfung von Krankheiten und können ihn vor Verletzungen schützen. In den meisten Fällen ist sie ein wesentlicher Bestandteil des Heilungsprozesses.

Viele Menschen leiden jedoch an medizinischen Störungen, bei denen das Immunsystem nicht so funktioniert, wie es sollte. Diese Fehlfunktion kann zu dauerhaften oder chronischen Entzündungszuständen führen. Chronische Entzündungen äußern sich in verschiedenen Krankheiten wie Psoriasis, rheumatoider Arthritis und Asthma. Es gibt Hinweise darauf, dass die Wahl der Lebensmittel zur Bewältigung der Symptome beitragen kann. Die entzündungshemmende Ernährung bevorzugt Gemüse und Obst, Lebensmittel mit Omega-3-Fettsäuren, Vollkornprodukte, magere Proteine, gesunde Fette und Gewürze. Der Verzehr von verarbeiteten Lebensmitteln, rotem Fleisch und Alkohol ist untersagt oder wird abgelehnt.

Bei der entzündungshemmenden Ernährung handelt es sich um ein Ernährungsmuster, nicht um eine Routine. Die Mittelmeerdiät und die DASH-Diät sind Beispiele für entzündungshemmende Diäten.

Referenzen

- *Gerichte aus der Anti-Entzündungs-Diät* abgerufen von:

https://www.medicalnewstoday.com/articles/322897.php#breakfast

- *Die Eliminationsdiät* Abgerufen von:

https://www.fammed.wisc.edu/files/webfm-uploads/documents/outreach/im/handout_elimination_diet_patient.pdf

- *Fettleibigkeit, Entzündungen und Ernährung* erholt von:

https://www.ncbi.nlm.nih.gov/pmc/articles/PMC3819692/

- *Leitfaden für Athleten zur Bekämpfung der Ausscheidung* erholt von:

https://www.eleatnutrition.com/blog/inflammation

- *Die entzündungshemmende Lebensweise* erholte sich von:

https://www.fammed.wisc.edu/files/webfm-uploads/documents/outreach/im/handout_ai_diet_patient.pdf